Pflegende Angehörige

Fortschritte der Psychotherapie
Band 73

Pflegende Angehörige

Prof. Dr. Gabriele Wilz, Dr. Klaus Pfeiffer

Gabriele Wilz
Klaus Pfeiffer

Pflegende Angehörige

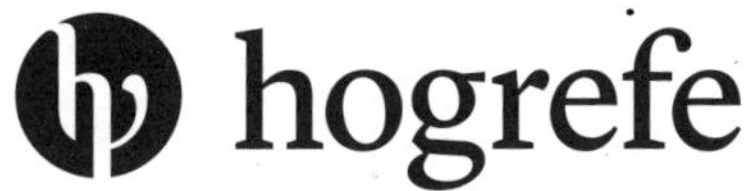

Prof. Dr. rer. nat. Gabriele Wilz, geb. 1966, 1986-1993 Studium der Psychologie in Marburg. 1998 Promotion. 2008 Habilitation. Approbierte psychologische Psychotherapeutin (Kognitive Verhaltenstherapie) und Supervisorin. Seit 2009 Professorin für Klinisch-Psychologische Intervention an der Friedrich-Schiller-Universität Jena. Leitung der Hochschulambulanz und des Weiterbildenden Studiums Psychologische Psychotherapie an der FSU Jena.

Dr. rer. nat. Klaus Pfeiffer, geb. 1966, 1991-1997 Studium der Psychologie in Bremen und Tübingen. 2010 Promotion. Seit 1999 wissenschaftlicher Mitarbeiter an der Klinik für Geriatrische Rehabilitation am Robert-Bosch-Krankenhaus (RBK) Stuttgart. 2001-2006 Koordinator des Geriatrischen Kompetenzzentrums am RBK. Seit 2006 Leitung von Forschungsprojekten und seit 2012 Lehrbeauftragter an der Eberhard-Karls-Universität Tübingen.

Bibliografische Information der Deutschen Nationalbibliothek
Die Deutsche Nationalbibliothek verzeichnet diese Publikation in der Deutschen Nationalbibliografie; detaillierte bibliografische Daten sind im Internet über http://dnb.dnb.de abrufbar.

Hogrefe Verlag GmbH & Co. KG
Merkelstraße 3
37085 Göttingen
Deutschland
Tel. +49 551 999 50 0
Fax +49 551 999 50 111
verlag@hogrefe.de
www.hogrefe.de

Satz: Mediengestaltung Meike Cichos, Göttingen
Druck: mediaprint solutions GmbH, Paderborn
Printed in Germany
Auf säurefreiem Papier gedruckt

1. Auflage 2019

(E-Book-ISBN [PDF] 978-3-8409-2735-5; E-Book-ISBN [EPUB] 978-3-8444-2735-6)
ISBN 978-3-8017-2735-2
http://doi.org/10.1026/02735-000

Inhaltsverzeichnis

Karten

Vorwort

In Deutschland werden die 2,59 Millionen zu Hause lebenden Pflegebedürftigen überwiegend von Angehörigen betreut und gepflegt. Vor dem Hintergrund, dass aktuell rund 3,7 Millionen Personen in Deutschland nicht professionelle Hilfe für pflegebedürftige Verwandte, Nachbarn oder Bekannte leisten, kann die Übernahme von Pflege- und Betreuungsaufgaben als eine wahrscheinliche Entwicklungsaufgabe im Lauf unseres Lebens betrachtet werden.

Während die Pflege eines Angehörigen auf der einen Seite emotional sehr bereichernd sein kann, ist sie gleichzeitig für viele Pflegende auch mit zahlreichen Herausforderungen verbunden. Neben den zeitlichen und körperlichen Belastungen müssen immer wieder Krisen überwunden und Versorgungsroutinen angepasst werden. Darüber hinaus sind pflegende Angehörige häufig mit Aufgaben konfrontiert, die emotional sehr belastend sein können. Als Beispiele seien der schrittweise Abschied von der gepflegten Person, der Umgang mit schwierigen Verhaltensweisen (z. B. bei Menschen mit Demenz) oder auch Konflikte mit anderen Familienmitgliedern bezüglich der Übernahme von Pflegeaufgaben an dieser Stelle erwähnt. Diese können in der Summe einen starken Stressfaktor im Leben vieler Pflegender darstellen und mit Überlastungs- und Depressionssymptomen einhergehen. Demzufolge ist es nicht verwunderlich, dass in einer von uns durchgeführten Umfrage knapp zwei Drittel der befragten Verhaltenstherapeutinnen angaben, dass sie zum Erhebungszeitpunkt zwischen einem und fünfzehn Klienten behandelten, die für die Pflege eines Angehörigen verantwortlich waren.

In unterschiedlichen Studien während der letzten 15 Jahre konnten wir in Übereinstimmung mit der internationalen Literatur zeigen, dass fokussierte verhaltenstherapeutische Interventionen in unterschiedlichen Settings (in einer Gruppe, telefonisch, im persönlichen Kontakt und auch online) für pflegende Angehörige wirkungsvoll sind. Eine größere zukünftige Setting-Vielfalt von psychotherapeutischen Angeboten für diese Zielgruppe, aber auch Finanzierungsformen unter Einbeziehung der Pflegekassen halten wir daher für wünschenswert.

Ausgehend von unseren bisherigen Erfahrungen wollen wir den Leserinnen und Lesern einen Überblick über charakteristische Themen von pflegenden Angehörigen geben. Hierbei werden diese nicht isoliert, sondern immer in Bezug auf die pflegebedürftigen Personen, die ihre eigenen Bedürfnisse und

Wünsche oft nicht mehr in der gewohnten Weise äußern können, betrachtet. Auf die beschriebenen Belastungsfaktoren Bezug nehmend, werden für diese Zielgruppe bewährte Interventionsansätze, die Verhaltenstherapeuten und Verhaltenstherapeutinnen in der Regel bekannt sein dürften und in der Reihe „Fortschritte in der Psychotherapie" bereits ausführlich beschrieben wurden, kurz skizziert. Ergänzend wird die Perspektive dahingehend erweitert, dass eine psychotherapeutische Intervention für pflegende Angehörige aus unserer Sicht auch immer im Kontext chronischer Pflege und anderer Unterstützungs- und Entlastungsangebote zu sehen ist. Die Leser und Leserinnen sollen angeregt werden, in der Psychotherapie immer wieder aktiv Bezugspunkte zum Versorgungssystem mit seinen gegebenen Möglichkeiten herzustellen und damit die pflegenden Angehörigen soweit möglich und erwünscht in der Aufrechterhaltung ihrer Pflegetätigkeit zu unterstützen.

Der Band „Pflegende Angehörige" richtet sich somit an Psychotherapeutinnen und Psychotherapeuten, die entweder in der ambulanten Praxis oder in Institutionen mit den Problemen pflegender Angehöriger konfrontiert werden. Hierfür werden die vielfältigen, herausfordernden Situationen der pflegenden Angehörigen in Kapitel 1 verdeutlicht und die damit in Verbindung stehenden Hauptbelastungsthemen erläutert. Da in diesem Bereich nicht ein psychisches Störungsbild zugrunde liegt, ist dieser erste Abschnitt in wesentliche Belastungsthemen untergliedert. Entsprechend bezieht sich die „Störungskonzeption" im zweiten Kapitel auf die Probleme der pflegenden Angehörigen und stellt aktuell bedeutsame Pflegebelastungsmodelle dar. Im dritten Kapitel Diagnostik und Indikation werden das Vorgehen im Erstgespräch sowie Modifikationen und Probleme bei der Zielbestimmung vorgestellt. Themenspezifische Fragebögen und Messinstrumente werden hinsichtlich des Anwendungsbereichs erläutert und relevante Aspekte zur Indikation erörtert.

Im vierten Kapitel wird neben der Beschreibung hilfreicher und wirksamer psychotherapeutischer Interventionsstrategien ein besonderer Fokus auf die Beziehungsgestaltung und Besonderheiten in der Arbeit mit Angehörigen im Vergleich zu Psychotherapiepatienten gelegt. Zudem wird ein Überblick zu den wichtigsten pflegebezogenen Unterstützungs- und Entlastungsangeboten gegeben. Weiterhin werden besondere Pflegesituationen wie Gewalt in der Pflege, der Übergang in institutionelle Pflege und der Umgang mit Sterben und Tod thematisiert. Abschließend werden in Kapitel 5 die häufigsten Beeinträchtigungen im Alter aufgegriffen und im Hinblick auf die jeweiligen Herausforderungen für die Pflegenden beschrieben.

Jena und Stuttgart, im Februar 2019 — Gabriele Wilz und Klaus Pfeiffer

1 Herausforderungen der häuslichen Pflege älterer Menschen

Elder care is not about having babies and raising children – the positive aspects of life. Elder care is about the end of life, about aging and dying.
Shonsey, 1994, S. 48

Angehörige, die ein älteres Familienmitglied pflegen, sind mit spezifischen belastenden Realitäten konfrontiert wie der Rollenumkehr bei pflegenden Kindern und dem Wahrnehmen des Alterungsprozesses. Dieser kann, neben positiven Aspekten, bei pflegebedürftigen Älteren mit einem Verlust an Autonomie, an körperlicher Unversehrtheit, Abbauprozessen und der Auseinandersetzung mit dem Thema Sterben und Tod verbunden sein. So kann die Betreuungsarbeit für ältere Familienmitglieder mit deutlich stärkeren psychischen Belastungen verbunden sein als die Fürsorge für die eigenen (gesunden) Kinder.

Wenn von pflegenden Angehörigen gesprochen wird, sind im Allgemeinen Personen gemeint, die einen persönlichen und nicht professionellen Bezug zu einer Person mit einer chronischen Erkrankung oder Behinderung haben und diese auf unterschiedlichste Weise unterstützen. Pflegende Angehörige können eine Hauptpflegeperson oder aber eine von mehreren pflegenden Personen sein, die außerhalb oder in der Wohnung des Gepflegten lebt. In den meisten Untersuchungen wird für die Definition eines pflegenden Angehörigen ein weiteres Kriterium, das sich auf den zeitlichen Umfang der hauswirtschaftlichen, Betreuungs- oder Pflegeleistungen bezieht, definiert. Als Untergrenze wird in der Regel eine Unterstützung von mindestens ein bis zwei Stunden pro Tag gefordert.

Im Folgenden wird die aktuell gebräuchliche Definition von Pflegebedürftigkeit §14 SGB XI vorgestellt.

Definition von Pflegebedürftigkeit (§14 SGB XI Abs. 1, Stand 11.12.2018)

„(1) Pflegebedürftig im Sinne dieses Buches sind Personen, die gesundheitlich bedingte Beeinträchtigungen der Selbstständigkeit oder Fähigkeiten aufweisen und deshalb der Hilfe durch andere bedürfen. Es muss sich um Personen handeln, die körperliche, kognitive oder psychische Beeinträchtigungen oder gesundheitlich bedingte Belastungen oder Anforderungen nicht selbstständig kompensieren oder bewältigen können. Die Pflegebedürftigkeit muss auf Dauer, voraussichtlich für mindestens sechs Monate, und zumindest in der in §15 festgelegten Schwere bestehen."

Prinzipiell haben Angehörige die Herausforderung zu bewältigen, die Pflege mit ihren bisherigen Lebensgewohnheiten und Pflichten zu vereinbaren und dadurch bedingte Lebensveränderungen anzunehmen. Angehörige berichten häufig, dass sie aufgrund der Pflege ihre ursprünglichen Lebensziele aufgeben und ihren Alltag den Pflege- und Betreuungsaufgaben unterordnen mussten. Viele Angehörige fühlen sich durch die Pflege in ihrer Privatssphäre eingeschränkt. Sie sind darüber hinaus mit der Aufgabe konfrontiert, bei einem nahestehenden Menschen die mit dessen Erkrankung und Pflegebedürftigkeit einhergehenden Veränderungen wahrzunehmen, zu akzeptieren und damit umgehen zu lernen. Je nach Beeinträchtigung müssen neue Wege der Kommunikation mit den Pflegebedürftigen entwickelt werden. Zudem nehmen die Anforderungen in der Pflege Älterer in der Regel über die Zeit zu.

Wie die Pflege eines älteren Familienmitglieds von den Angehörigen im individuellen Fall erlebt wird, hängt von zahlreichen weiteren Faktoren ab, sodass nicht von „der Pflegesituation" und jeweils ähnlichen Belastungen für die Gesamtgruppe der pflegenden Angehörigen ausgegangen werden kann.

Angehörige verfügen über sehr unterschiedliche Bewältigungsstrategien und Ressourcen

Weiterhin sind die Bewältigungsmöglichkeiten von Angehörigen, deren Lebensumstände und verfügbaren Ressourcen äußerst unterschiedlich. Die Erkrankung oder Beeinträchtigungen, die ursächlich für die Pflegebedürftigkeit sind, spielen darüber hinaus eine maßgebliche Rolle hinsichtlich des Belastungserlebens und der Bewältigung der Pflegesituation. Bei älteren Pflegebedürftigen können die im nachfolgenden Kasten aufgeführten Unterscheidungen getroffen werden:

Unterschiedliche Formen der Beeinträchtigung bei älteren Pflegebedüftigen

- Pflegebedürftigkeit aufgrund von Erkrankungen und Verletzungen, die unmittelbare Beeinträchtigungen der kognitiven und/oder neurologischen Funktionen zur Folge haben (Demenz, Schlaganfall, Parkinson, Schädelhirnverletzungen, psychiatrische Erkrankungen wie Schizophrenie).
- Beeinträchtigungen aufgrund von körperlichen Erkrankungen (z. B. Diabetes, Herzkreislauf-Erkrankungen).
- Altersbedingte Beeinträchtigungen (Seh- und Hörstörungen, verminderte Vitalität, chronische Schmerzen z. B. aufgrund von Arthrose).
- Lebensbedrohliche Erkrankungen (z. B. Tumorerkrankungen).

Anzumerken ist hierbei, dass sich bisher sehr wenige Forschungsarbeiten auf den direkten Vergleich von zwei oder mehr Krankheitsgruppen und deren Auswirkungen auf die Pflegebelastung von Angehörigen fokussiert haben. Hinsichtlich demografischer Charakteristika (Alter, Ehestand, Kinder im

Haushalt, Berufstätigkeit) unterscheiden sich pflegende Angehörige verschiedener Zielgruppen (z. B. Tumorerkrankte, Demenzerkrankte, ältere Hilfsbedürftige und Diabetespatienten) jedoch nicht grundlegend voneinander.

Im Vergleich zu Menschen mit anderen chronischen Erkrankungen ist die Betreuung und Pflege von Personen mit kognitiven Beeinträchtigungen und Persönlichkeitsveränderungen bis hin zum Verlust der Identität und Persönlichkeit (wie Demenz, Schlaganfall, Schädel-Hirn-Trauma oder Schizophrenie) mit den stärksten objektiven und subjektiven Belastungen verbunden. Lediglich pflegende Angehörige von Tumorpatienten berichten vergleichbare Körperbeschwerden, emotionale und finanzielle Belastungen wie Angehörige von demenziell Erkrankten. Dies steht möglicherweise mit den gleichermaßen komplexen, herausfordernden und zeitlich einnehmenden Betreuungsanforderungen, sowie dem progredienten, von Verlusten geprägten, unkontrollierbaren und unvorhersehbaren Krankheitsverlauf in Zusammenhang. Insbesondere das Erleben des Leidens des Gepflegten sowie der eigenen Ohnmacht, nicht helfen zu können, stellt bei diesen Krankheitsbildern eine der stärksten Belastungsquellen dar. Der Umgang mit diesen Erkrankungen und insbesondere der Demenz, mit der sich der Großteil der Studien zur familialen Pflege befasst, wird daher im Folgenden besonders fokussiert.

Pflege von Menschen mit Demenz

Angehörige von Menschen mit Demenz pflegen meist über mehrere Jahre. Dabei geben viele pflegende Angehörige an, „rund um die Uhr" für den Erkrankten verfügbar sein zu müssen. Körperlich mobile Demenzpatienten und nächtliche Störungen stehen hierbei mit einem besonders hohen Belastungserleben in Zusammenhang. Verhaltensauffälligkeiten wie beispielsweise Unruhe, Hinterherlaufen, wiederholtes Fragen sind ebenfalls mit einem erhöhten Belastungserleben der Angehörigen assoziiert. Pflegende Angehörige von Demenzerkrankten schränken ihre Hobbys und Urlaube stärker ein und haben deutlich weniger Zeit für weitere Familienangehörige sowie Freunde zur Verfügung als andere pflegende Angehörige.

Pflege von Schlaganfall-patienten

Auch Angehörige von Schlaganfallpatienten stehen aufgrund kürzerer Behandlungszeiten in Kliniken und Rehabilitationseinrichtungen vor der Herausforderung, ihr betroffenes Familienmitglied zu Hause oft umfassend betreuen zu müssen. In der Regel sind die Angehörigen auf diese Aufgaben kaum vorbereitet und es stehen wenig ambulante, längerfristige Behandlungskonzepte zur Verfügung. Die Angehörigen müssen in ihrem Alltag mit dauerhaften Langzeitfolgen des Schlaganfalls wie etwa Lähmungen und Störungen der Sensibilität, der Sprache, der Kognition und der Psyche, insbesondere Depressionen, umgehen.

Pflege von Tumorerkrankten

Bei Tumorerkrankungen sind die Angehörigen aufgrund der zunehmend ambulant erfolgenden Behandlungen und Therapien häufig stark in die Versorgung eingebunden. Sie müssen komplexe Pflegeaufgaben übernehmen sowie praktisch und emotional bei der Bewältigung von Therapien und Operationen beistehen. Studienergebnisse zeigen, dass die Angehörigen psychisch teilweise belasteter sind als die Patienten und gleichzeitig weniger Unterstützung erhalten. Auf der emotionalen Seite stehen beim Angehörigen die Sorgen und Unsicherheit bezüglich eines möglichen Rückfalls und der Zukunft im Vordergrund. Bei einer Wiedererkrankung im fortgeschrittenen Krankheitsstadium und bei höherer Symptombelastung ist das Belastungserleben besonders stark ausgeprägt.

Individualisiertes therapeutisches Vorgehen notwendig

Die in diesem Band vorgestellten belastungsbezogenen und therapeutischen Themen im Zusammenhang mit den primär berücksichtigten drei Haupterkrankungsgruppen (Demenz, Schlaganfall und Tumorerkrankungen) sind so vielfältig, dass diese zumindest wesentliche Teilaspekte anderer Erkrankungsgruppen ebenfalls abdecken. Darüber hinaus sind in Kapitel 5 Übersichten zu den wichtigsten Funktionsstörungen altersbedingter Beeinträchtigungen mit weiterführenden Hinweisen für das jeweilige therapeutische Vorgehen zusammengestellt.

Im Folgenden werden in einem Überblick die wichtigsten Veränderungen, Belastungsquellen, gesundheitlichen Folgen und epidemiologischen Daten der häuslichen Pflege dargestellt.

1.1 Veränderungen hinsichtlich Familie, Berufstätigkeit und sozialer Beziehungen

Rund 55 % der Pflegenden über 18 Jahre sind berufstätig (61 % davon in Teilzeit). Knapp ein Drittel der erwerbstätigen Pflegepersonen hat ihre Arbeitszeit aufgrund der Pflegetätigkeit reduziert. Fast jede achte Hauptpflegeperson (12 %) ist neben der Pflege für die Betreuung und Erziehung von mindestens einem Kind unter 14 Jahren verantwortlich (Schmidt & Schneekloth, 2011; Bestmann, Wüstholz & Verheyen, 2014). Für einen Teil der pflegenden Angehörigen wird die Berufstätigkeit als zusätzliche Belastung erlebt. So berichten etwa die Hälfte der Angehörigen von beruflichen Schwierigkeiten durch die Pflege, wie beispielsweise das häufig notwendige Ändern von Terminplänen, die Reduktion der Arbeitszeit und unbezahlte Fehlzeiten.

Sandwich-Generation

Insbesondere Frauen mit eigenen minderjährigen Kindern, die bei zeitgleicher Berufstätigkeit für verschiedene Generationen eine zeitintensive Betreuung und Fürsorge leisten, geben mehr arbeitsbezogene Fehlzeiten und Stress aufgrund der Doppelbelastung an (Tuithof, ten Have, van Dorsselaer & de Graaf, 2015). Diese „Sandwich-Generation“ erlebt überdies oft belastende Schuldgefühle, weil sie den unterschiedlichen Anforderungen nicht in dem von ihnen gewünschten Maße gerecht werden kann. Hinzu kommen Zukunftssorgen und die Angst vor einem Arbeitsplatzverlust.

Für andere ist die zeitgleiche Berufstätigkeit auch eine mögliche Ressource, die eine Auszeit und Regeneration von der Pflege, stärkere soziale Unterstützung und Integration beinhalten kann. Das Selbstwertgefühl der Pflegenden, deren psychische Gesundheit, und auch oft deren finanziellen Spielräume, z. B. für die Finanzierung von Hilfen, sind eng mit der Bewältigung und subjektiven Bewertung der verschiedenen Rollenanforderungen verbunden.

Positive Aspekte von zeitgleicher Berufstätigkeit

Viele pflegende Angehörige berichten aufgrund der Pflege von eingeschränkten sozialen Kontakten. Fehlende Zeit und organisatorische Barrieren wie auch der Rückzug von Freunden, Bekannten und Verwandten sind Gründe für eine soziale Isolation. Obwohl in den letzten Jahren eine zunehmende Entabuisierung von Demenz beobachtbar ist, berichten pflegende Angehörige von Menschen mit Demenz immer noch häufig von sozialer Ausgrenzung aus vorher bestehenden Netzwerken. Vor dem Hintergrund, dass eine fehlende und subjektiv als hilfreich empfunde soziale Unterstützung ein besonders wichtiger Prädiktor im Hinblick auf negative Konsequenzen (z. B. psychische Störungen bei Pflegenden) ist, ist dieser Aspekt von besonderer Bedeutung (Tuithof et al., 2015).

Soziale Isolation aufgrund der Pflege

1.2 Belastende Emotionen

Die beschriebenen Herausforderungen der Pflege sowie der häufig unvorbereitete Beginn der Pflegeübernahme können zu zahlreichen belastenden Emotionen führen. Über die Bewältigung des Pflegealltags hinaus werden Angehörige durch die Pflege aber auch mit der Herausforderung des Alterns konfrontiert, welche perspektivisch oder bereits aktuell eine eigene Entwicklungsaufgabe darstellt. Die Konfrontation mit der Endlichkeit der eigenen Gesundheit und Selbstständigkeit kann als bedrohlich erlebt werden und zu weiteren Sorgen und Angstgefühlen führen. Manche Angehörige reagieren hierauf mit Verleugnung oder mit einer Distanzierung von den Pflegeaufgaben.

Altern als Entwicklungsaufgabe

Merke

Insgesamt können belastende Emotionen den Umgang mit der Pflegesituation erschweren, zu psychischen und körperlichen Beschwerden führen sowie die Pflegequalität erheblich beeinträchtigen. Daher stellen effektive Bewältigungsstrategien zur Impulskontrolle und Emotionsregulation für pflegende Angehörige eine bedeutsame Ressource dar.

1.2.1 Wut und Ärger

Teufelkreis: Erschöpfung – Impulsivität – Selbstvorwürfe – Depression

Herausfordernde Pflege- und Betreuungssituationen können bei Angehörigen zu belastenden und nicht intendierten Impulsen und Emotionen wie Wut, Frustration, Ärger und aggressiven Handlungen führen. In Folge kann sich ein problematischer Teufelskreis aus Selbstvorwürfen, verstärktem Belastungserleben, Erschöpfung sowie Depressivität und Ängsten in Bezug auf die bestehende Impulsivität in der Pflegesituation entwickeln. Die eigene Pflegekompetenz wird kritisch bewertet und das Selbstwertgefühl der Angehörigen beeinträchtigt. Insgesamt kann diese problematische Entwicklung die Pflegequalität und Beziehung zum Pflegeempfänger erheblich beeinträchtigen. Einigen Angehörigen fällt es schwer, diese Ärgergefühle differenziert wahrzunehmen und zu kommunizieren, insbesondere wenn diese dem eigenen Pflegeideal entgegenstehen. Manchen sind diese negativen Emotionen nicht bewusst, andere möchten den Gepflegten nicht negativ bewerten und leugnen daher beispielsweise bestehende Verhaltensauffälligkeiten. Insbesondere, wenn mit dem Pflegeempfänger belastende ungelöste Konflikte bestehen, die aufgrund der Erkrankung nicht mehr gemeinsam besprechbar und bewältigbar sind, können damit in Verbindung stehend wiederholt Ärgergefühle ausgelöst werden. Auch langfristig bestehende unerfüllte Beziehungswünsche, wie beispielsweise nach mehr Aufmerksamkeit und Fürsorge, können eine Ursache von Frustration und Ärger sein. Das Gefühl, mit Entscheidungen und Problemen allein gelassen zu sein, insbesondere in Überforderungssituationen, kann beim Angehörigen ebenfalls Wut und Ärger auslösen. In der Folge kann eine Ambivalenz entstehen zwischen dem Verpflichtungsgefühl, sich kümmern zu „müssen“, bei gleichzeitigem Ärger darüber, vom Pflegeempfänger nicht das zu erhalten, was an Fürsorge und Unterstützung gewünscht wird.

Fehlinterpretation von Verhalten des Pflegeempfängers

Auch ständiges Wiederholen und Nachfragen, aggressives Verhalten und Beschuldigungen seitens des Pflegeemfpängers oder auch die Pflege erschwerendes, unkooperatives Verhalten werden als besonders herausfordernd erlebt. Teilweise werden Verhaltensauffälligkeiten wie ständiges Hinterherlaufen, Misstrauen, Horten von Lebensmitteln u. a. nicht eindeutig als krankheitsbedingt zugeordnet (insbesondere bei Menschen mit Demenz), sondern als absichtsvoll störende Handlung interpretiert. In der Folge werden die Demenzerkrankten mitunter als verständnislos, egozentrisch, unaufmerksam, uneinsichtig, sich beklagend, anschuldigend, verletzend und sich nicht an Regeln haltend beschrieben.

Inadäquates Pflegeverhalten

Manche Angehörige reagieren mit Ärger, Gereiztheit, Angst, Wut, Ohnmacht, emotionaler Distanziertheit oder Hilflosigkeit. Depressive und ärgerliche Angehörige berichten häufiger von inadäquatem Verhalten dem Gepflegten gegenüber, einer möglichen Vorstufe von Misshandlungen in der Pflege (vgl. Kap. 4.2.8). Auch wenn pflegende Angehörige Ärger und unangemessenes

Verhalten gegenüber dem Gepflegten berichten, bedeutet dies jedoch nicht, dass tatsächlich Misshandlungen in der Pflege ausgeübt werden. Dennoch ist das erhöhte Risiko von nicht adäquater Pflege bei hoch angespannten Angehörigen, insbesondere wenn zusätzlich depressive Symptome bestehen, in der therapeutischen Arbeit mit pflegenden Angehörigen zu beachten.

1.2.2 Schuldgefühle

Viele Angehörige berichten von belastenden Schuldgefühlen. Diese beziehen sich beispielsweise darauf, negative Gefühle in Bezug auf die Pflege zu erleben, sich falsch dem Gepflegten gegenüber zu verhalten oder insgesamt hinsichtlich der Pflegeaufgaben zu versagen (Losada et al., 2010). Insbesondere ein überhöhtes Pflegeideal, das langfristig nicht erfüllbar ist, kann zu Schuldgefühlen bzw. „einem schlechten Gewissen" führen. Bis zu 65 % der pflegenden Töchter erleben Schuldgefühle in Zusammenhang mit der Pflegerolle. Die diesbezüglich stärkere Belastung von Frauen kann in Zusammenhang mit kulturellen Normen stehen, dass eher von Frauen als von Männern die Pflege und Fürsorge für ein krankes Familienmitglied erwartet wird.

Überhöhtes Pflegeideal

Pflegebezogene Schuldgefühle stehen in Zusammenhang mit einem erhöhten Stresserleben, depressiven Symptomen, Angst und einem geringen Ausmaß an Freizeitaktivitäten. Zudem fällt es Angehörigen besonders schwer, Unterstützung anzunehmen oder ihren eigenen Bedürfnissen nachzugehen, wenn sie ihre Pflegeleistung als unzureichend bewerten. Aufgrund von Schuldgefühlen vernachlässigen Angehörige daher häufig die Beachtung eigener Bedürfnisse und Selbstfürsorge und/oder lehnen die Inanspruchnahme professioneller oder informeller Hilfe ab (Losada et al., 2010).

Pflegebezogene Schuldgefühle

1.2.3 Hilflosigkeit und Angst

Neben den bereits beschriebenen belastenden Emotionen berichten Angehörige auch von dem Erleben unterschiedlicher Ängste. So gaben in der Studie von Cooper, Balamurali und Livingston (2007) etwa ein Viertel der Angehörigen klinisch relevante Angstsymptome an. Diese stehen beispielsweise in Zusammenhang mit der Sorge über den gesundheitlichen Zustand des Gepflegten, eigenen belastenden Emotionen und impulsiven Handlungen sowie mit Zukunftssorgen wie der Angst, die Pflege nicht mehr oder nicht mehr gut genug bewältigen zu können. Häufig beziehen sich die Ängste und Sorgen auch auf eine mögliche zukünftige Entscheidung, institutionelle Pflege in Anspruch nehmen zu müssen oder auf die Zeit nach dem Versterben des Pflegeempfängers. Vor allem pflegende Ehepartner leiden unter Sorgen, das Leben ohne den Partner allein nicht bewältigen zu können. Als Folge können

Schlafstörungen, Depressionen oder auch Suchtverhalten, wie der missbräuchliche Konsum von Alkohol oder Beruhigungsmitteln, entstehen.

Zu beachten ist, dass Angstsymptome bisher vergleichsweise wenig berücksichtigt wurden und einige Studien auch geringe oder keine Angstsymptome feststellten. Bestehen jedoch Angstsymptome, so können diese bedeutsame Auswirkungen auf die Bewältigung der Pflege und die Gesundheit haben und die Handlungsmöglichkeiten der Angehörigen lähmen. So können Angstsymptome auch das Risiko von Vernachlässigung des Gepflegten erhöhen.

1.2.4 Ekel

Meist werden Ekelgefühle bei der Essensaufnahme und/oder Körperpflege berichtet. Hilfestellungen bei der körperlichen Pflege können für Angehörige aus verschiedenen Gründen stark belastend sein. So müssen pflegende Kinder Wege für sich finden, wie sie mit erforderlichen Eingriffen in die körperliche Intimsphäre ihrer Eltern umgehen und diese gut bewältigen können. Eine besondere Herausforderung stellt der Umgang mit Inkontinenz und Körperausscheidungen dar, die von Demenzerkrankten manchmal sogar unkontrolliert am Körper oder in der Wohnung verteilt werden. Obwohl diese Ekelgefühle mit zu den quälendsten Emotionen im Pflegealltag gehören und meist von weiteren belastenden Emotionen wie Scham, Wut und Ohnmacht begleitet werden, liegen bisher keine empirischen Studien zu diesem Thema bei pflegenden Angehörigen vor.

1.2.5 Verlusterleben und Trauer

Verlust der reziproken Beziehung

Pflegende Angehörige sind mit der Abnahme der Vitalität, Selbstständigkeit und Funktionsfähigkeit bei einem Familienmitglied konfrontiert und müssen mit der Hilfsbedürftigkeit eines in der Regel bisher gesunden, selbstständigen Menschen umgehen lernen. Als besonders belastend kann diesbezüglich der Verlust der partnerschaftlichen bzw. elterlichen reziproken Beziehung und Fürsorge erlebt werden. Neben den Veränderungen des Pflegeempfängers, müssen die Angehörigen auch mit Verlusten hinsichtlich der eigenen, freien Lebensgestaltung und Kontrolle über die Alltagsgestaltung umgehen lernen. Der Verlust des bisher gewohnten Austauschs und gemeinsamer Aktivitäten, der Abschied von gemeinsamen Zukunftsplänen sowie die Wahrnehmung von Beeinträchtigungen der Selbstständigkeit des Pflegebedürftigen können belastende Trauergefühle bei den pflegenden Angehörigen auslösen.

Bewältigung von Beziehungsverlust und Trauer

Das Ausmaß, in dem pflegende Angehörige in der Lage sind, die Beziehungsveränderungen und Verluste zu bewältigen und sich an diese anzupassen, hängt maßgeblich davon ab, wie Pflegende mit ihrer Trauer über die erfahrenen Verluste umgehen. Die Ergebnisse einiger Studien deuten darauf hin, dass ein adäquater Umgang mit den erlebten Verlusten einen positiven Einfluss darauf hat, wie beispielsweise die Pflege eines Menschen mit Demenz, aber auch die Trauer nach dessen Tod bewältigt werden. So zeigten diejenigen, die sich nicht mit dem Tod ihres Angehörigen auseinandersetzten, nach dessen Versterben erhöhte Depressions- und Angstwerte sowie Symptome komplizierter Trauer. Die Untersuchungsergebnisse von Boerner, Schulz und Horowitz (2004) zeigen, dass eine nicht zu vernachlässigende Zahl von pflegenden Angehörigen schwierige und zum Teil lange Trauerverläufe nach dem Tod des zu Pflegenden aufweist. 30 % der pflegenden Angehörigen erfüllten ein Jahr nach dem Tod des Gepflegten die Diagnose einer depressiven Störung und etwa 20 % die Kriterien für eine komplizierte Trauerreaktion.

Komplizierte Trauer

1.3 Gesundheitliche Folgen

Von den Hauptpflegepersonen, die im gleichen Haushalt mit der pflegebedürftigen Person leben, geben 48 % eine eher starke und 29 % eine sehr starke Belastung an (Schmidt & Schneekloth, 2011). Eine repräsentative Erhebung zeigt, dass Frauen, die zwei oder mehr Stunden täglich pflegen, auch dann noch signifikant mehr gesundheitliche Einschränkungen, einen schlechteren allgemeinen Gesundheitszustand und stärkere seelische Belastungen berichten als Nicht-Pflegende, wenn die sozialen Unterschiede (Alter, Bildung, Erwerbstätigkeit und soziale Unterstützung) statistisch kontrolliert werden. Des Weiteren treiben pflegende Frauen weniger Sport, rauchen mehr und nehmen seltener eine Zahnvorsorge in Anspruch. Das Risiko eines riskanten Alkoholkonsums ist im Vergleich zu nicht pflegenden Frauen dagegen geringer. Die TK-Pflegestudie (Bestmann, Wüstholz & Verheyen, 2014) mit über 1.000 teilnehmenden pflegenden Angehörigen kommt zu ähnlichen Ergebnissen. Hier berichten 23 % der Befragten, dass sie sich manchmal so belastet fühlen, dass sie selbst ärztliche Hilfe benötigen.

Pflege von Menschen mit Demenz besonders belastend

In einer Metaanalyse mit 84 einbezogenen Studien von Pinquart und Sörensen (2003) wurden pflegende Angehörige mit Nicht-Pflegenden bezüglich ihrer Gesundheit verglichen. Die Angehörigen pflegten Tumorpatienten, Schlaganfallpatienten, Demenzerkrankte oder Menschen mit multiplen Erkrankungen. Die Ergebnisse zeigten, dass die Belastung mit dem Alter sowie der Pflegestufe des Gepflegten ansteigt, wobei Pflegende von Menschen mit Demenz in besonderem Maße belastet sind.

Erhöhte Inzidenz von Depression

Pflegende Angehörige weisen im Vergleich zu Nicht-Pflegenden stärkere stressbedingte und depressive Symptome, eine niedrigere Selbstwirksamkeitserwartung, ein geringeres Wohlbefinden sowie eine schlechtere Immunfunktion auf. Bei pflegenden Angehörigen von Menschen mit Demenz konnte

Pflegende Frauen am stärksten betroffen

neben erhöhten Morbiditätsraten auch eine erhöhte Mortalitätsrate nachgewiesen werden (Schulz & Beach, 1999). Die gesundheitlichen Beeinträchtigungen sind bei Frauen und Ehepartnern am stärksten ausgeprägt, für Mitglieder des erweiterten Familienkreises ist das Risiko für gesundheitliche Beeinträchtigungen deutlich geringer.

Keine erhöhte Prävalenz für psychische Störungen

Wenngleich bei pflegenden Angehörigen insgesamt keine erhöhte Prävalenz von psychischen Störungen vorzuliegen scheint, so kann die Pflege eines Angehörigen zumindest einen Risikofaktor darstellen. Pflegende, die über wenig Ressourcen verfügen (Mangel an sozialer Unterstützung, arbeitslos, alleinstehend), in einer sehr belastenden Pflegesituation leben (hohe Stundenanzahl an Pflegeleistung pro Tag) oder einen nahestehenden Familienangehörigen pflegen, welcher vor allem emotionale Unterstützung benötigt, scheinen eher gefährdet, psychische Smptome zu entwickeln (Tuithof et al., 2015).

1.4 Epidemiologische Daten

Die hochgerechnete Lebenszeitprävalenz für Pflegebedürftigkeit beträgt 56,7 % für Männer und 74,2 % für Frauen. Etwa 30 % der Männer und 40 % der Frauen in der Altersgruppe der 85- bis 90-Jährigen sind pflegebedürftig. Bei den Personen ab 90 Jahren steigen die prozentualen Anteile auf 45 % beziehungsweise 65 % an. Ungefähr die Hälfte der Pflegeverläufe dauern zwei Jahre oder länger. Die durchschnittliche Pflegedauer für Personen, die nach dem 60. Lebensjahr pflegebedürftig wurden, beträgt derzeit 4,9 Jahre bei Frauen und 3,6 Jahre bei Männern. In Deutschland sind ca. 3,41 Millionen Menschen (Dezember 2017) auf Pflege angewiesen. Gut drei Viertel aller Pflegebedürftigen werden zu Hause versorgt. Ob eine pflegebedürftige Person im eigenen Haushalt gepflegt werden kann, hängt neben der Wohnsituation (z. B. bei unüberwindbaren Barrieren) in hohem Maße von der Bereitschaft der Angehörigen ab, die Pflege zu übernehmen bzw. zu organisieren. Bei rund zwei Dritteln erfolgt die häusliche Pflege ohne Beteiligung zugelassener Pflegedienste allein durch die Angehörigen. Die Gesamtzahl der pflegenden Angehörigen in Deutschland wird auf mindestens 5 Millionen, davon knapp die Hälfte Hauptpflegepersonen, geschätzt. Zwei Drittel der pflegenden Angehörigen sind weiblich. In rund der Hälfte der Pflegekonstellationen wird der Partner oder die Partnerin gepflegt, bei knapp 30 % ein Elternteil und bei gut 10 % ein eigenes Kind. Zwei Drittel der Hauptpflegepersonen leben mit der pflegebedürftigen Person im gleichen Haushalt (Rothgang & Müller, 2018). Auf der anderen Seite ist eine nicht unerhebliche Anzahl an Kindern und Jugendlichen in die Versorgung der eigenen Eltern eingebunden. Ungefähr jede zehnte Pflegeperson ist ein Freund, Bekannter oder Nachbar und nicht mit dem Pflegebedürftigen verwandt. Der geleistete Pflegeumfang beträgt bei

25 % der Männer und 35 % der Frauen drei bis zwölf Stunden pro Tag. Mit steigendem Pflegeumfang erhöht sich der Anteil der Frauen. In etwa 30 % der Fälle werden die Pflege und Betreuung praktisch ausschließlich von einer Person geleistet.

Auch wenn es bislang hierzu nur wenige spezifische Untersuchungen gibt, sind Pflege und Migration zu einem wichtigen Thema geworden. Mittlerweile haben rund 8 % aller Leistungsempfänger der Pflegeversicherung, also in etwa 200.000 Personen, einen Migrationshintergrund. Ältere Migranten sind aktuell noch überwiegend Spätaussiedler mit deutscher Staatsangehörigkeit (Schmidt & Schneekloth, 2011). Migranten nutzen professionelle Pflegeleistungen seltener als Personen ohne Migrationshintergrund. In einer Befragung von türkeistämmigen älteren Menschen, die zwischen 59 und 88 Jahre alt waren, konnten sich 74 % prinzipiell vorstellen, eine ambulante professionelle Pflege in Anspruch zu nehmen. Es sollten jedoch wichtige Merkmale guter kultursensibler Pflege wie das Ausziehen der Straßenschuhe vor Betreten des Wohnraums, die Essgewohnheiten, die gleichgeschlechtliche Pflege bei pflegebedürftigen Frauen sowie Kenntnisse der türkischen Sprache berücksichtigt werden. Für rund 15 % der Frauen und 28 % der befragten Männer war ein Leben in einer stationären Einrichtung vorstellbar. Die vorrangige Unterstützung durch den (Ehe-)Partner wird von drei Viertel und durch die Kinder von der Hälfte der Befragten erwartet. Ältere Türkeistämmige sind vergleichsweise schlecht zum Thema Pflege informiert. So wusste die Mehrheit nicht, was eine Pflegestufe ist (58 %) oder dass es Entlastungsangebote für pflegende Angehörige gibt (74 %; Schenk, 2014). Untersuchungen zeigen, dass türkischstämmige Pflegende häufiger Schamgefühle bezüglich der Erkrankung und ein stärkeres Verpflichtungsgefühl haben.

2 Modelle der Pflegebelastung und Bewältigung der Pflegesituation

2.1 Entscheidung zur Pflegeübernahme und Pflegemotivation

Die Aufgaben von pflegenden Angehörigen sind vielfältig und können Aufgaben wie kommunikative und emotionale Unterstützung, Sicherung des Alltagslebens und der Alltagsstruktur, Übernahme vielfältiger organisatorischer und bürokratischer Aufgaben, Begleitung durch die Versorgungsinstanzen oder körpernahe pflegerische Tätigkeiten umfassen. Je nach Erkrankung entsteht die Pflegebedürftigkeit und damit die Anforderungen an den Angehörigen langsam, gegebenenfalls stufenweise (z.B. bei einer demenziellen Erkrankung) oder aber unerwartet und schnell (z.B. nach einem Schlaganfall).

Motive der Pflegeübernahme

Die Übernahme der Pflegeverantwortung kann aus verschiedenen Motiven, die dem pflegenden Angehörigen nicht unbedingt bewusst sein müssen, erfolgen. Neben Altruismus, egoistischen Motiven, sozialen Normen, moralischen Wertvorstellungen können Dankbarkeit, fehlende Alternativen, finanzielle Gründe und Schuldgefühle ebenfalls bedeutsame Faktoren für die Pflegeübernahme sein. Emotionale Verbundenheit oder Liebe kann, muss aber keine dominante Rolle bei der Versorgung von Angehörigen spielen. Insgesamt möchten Angehörige die Beziehung zum pflegebedürftigen Familienmitglied durch die häusliche Pflegeübernahme in der Regel erhalten und Fürsorge zurückgeben (Reziprozität).

Pflege gilt als hoher sozialer Wert

Für einen Großteil der Angehörigen stellt die Pflege des Familienmitglieds einen hohen Wert im persönlichen und/oder Wertesystem des eigenen Kulturkreises bzw. der Herkunftsfamilie dar. Soziale Normen geben eine gewisse Hierarchie der „Erstverantwortung" vor: So wird bei Paaren zuerst der Partner als verantwortliche Person betrachtet oder bei alleinstehenden oder verwitweten Personen ein erwachsenes Kind. Die verschiedenen beschriebenen Motive können sich überschneiden oder über die Zeit verändern.

Commitment-Theorie

Aus Sicht der Commitment-Theorie (Blieszner & Shifflett, 1989) werden persönliches (z.B. Erhalt der Beziehung zu einer geliebten Person), moralisches (z.B. Pflicht als Ehepartner) und strukturelles Commitment (z.B. sozialer Druck, fehlende Alternativen) unterschieden. Ein anderer Blickwinkel, die Motive zur generationenübergreifenden Pflege zu beschreiben, erfolgt anhand von Orientierungstypen (Ziegler, 2000). In familiären Systemen, die sich durch eine hohe Geschlossenheit und Rigidität auszeichnen, wird zwischen einer Aufgaben- und Beziehungsorientierung unterschieden. Die aufgabenorientierten Angehörigen erkennen das Anrecht des Elternteils auf Pflege an („Tradition") und nehmen gemäß ihrer Statusposition (z.B. als Tochter) die entsprechenden Pflichten auf sich. Sie zeichnen sich durch eine gewisse Selbstständigkeit und Autonomie in der Art der Aufgabenerfüllung, Inanspruchnahme von Hilfen, aber auch durch eine emotionale Distanz zum Gepflegten aus. Bei den beziehungsorientierten Pflegenden findet dagegen eine viel stärkere Konzentration auf die Beziehung zum Elternteil bis zur eigenen Aufopferung und Selbstaufgabe statt. Eine Inanspruchnahme von Pflegediensten wird eher abgelehnt („Festung"). In offeneren und flexibleren Familiensystemen wird zwischen einer Personen- und Verhaltensorientierung unterschieden. Personenorientierte Familiensysteme treten der Pflegesituation eher gemeinsam gegenüber und versuchen unter Berücksichtigung der Bedürfnisse der einzelnen Familienangehörigen, Lösungen zu entwickeln

(„Genossenschaft"), die auch eine stationäre Versorgungsform bedeuten kann. Bei dem durch eine Verhaltensorientierung gekennzeichneten vierten Typ stehen die Verabredung und Einhaltung von Abmachungen und Verträgen im Mittelpunkt („Assoziation"). Die Familienmitglieder betrachten sich in hohem Maße als selbstverantwortlich. Die pflegebedürftige Person wird von externen Hilfen wie Pflegediensten unterstützt und verbleibt möglichst lange in der eigenen Wohnung.

Normen können das Beachten der Belastungsgrenze erschweren

Soziale Normen und Werte können die Belastungen der Pflege und das Erkennen und Beachten von Belastungsgrenzen erschweren. Sowohl sehr starke wie auch sehr schwache kulturelle Normen hinsichtlich der Pflegeübernahme können mit einem höheren Belastungserleben in Zusammenhang stehen. So sind stärkere Belastungen und psychische Symptome vor allem bei denjenigen Pflegenden festzustellen, welche aufgrund von Verpflichtungs- und Dankbarkeitsgefühlen (wie z. B. ein Eheversprechen, sich in Zeiten von Krankheit und Pflege gegenseitig zu unterstützen), moralischen oder familiären Normen und (vermuteten) Erwartungen des sozialen Umfelds pflegen, als bei Angehörigen die aufgrund von emotionaler Verbundenheit und Nähe Unterstützung leisten (Losada et al., 2010). Für extrinsisch motivierte Pflegende sind die Belastungen besonders dann ausgeprägt, wenn der Gepflegte nicht die erwartete Dankbarkeit ausdrückt oder es in der Pflegesituation zu Konflikten kommt. Entsprechend zeigen Angehörige, die aufgrund von Schuld oder der Erwartung von anderen pflegen, stärkeren Stress als Angehörige, die intrinsisch motiviert sind. Intrinsisch motivierte Pflegende hingegen berichten eine stärkere Zufriedenheit aufgrund der Pflegeübernahme.

Erwartung der Pflegeübernahme durch die Töchter

Als besonders belastend kann die Pflege erlebt werden, wenn keine Alternativen zur Übernahme der Pflegeverantwortung wahrgenommen werden. Traditionelle kulturelle Normen bestimmen in diesen Situationen maßgeblich, welche Person in der Familie die Pflege eines älteren Familienmitglieds übernimmt. In vielen Familien wird die Pflegeübernahme nicht transparent erörtert, sondern die Übernahme der Pflege häufig implizit von den Töchtern oder auch Schwiegertöchtern erwartet. Angehörige „geraten" in die Pflegerolle, ohne vorab Wahlmöglichkeiten eruiert oder die Rollenübernahme reflektiert zu haben. Vor allem Töchter und Schwiegertöchter fühlen sich häufig in die Pflegerolle gedrängt und erleben diese Erwartung als überfordernde Pflicht neben ihrer Ehebeziehung und Hauptverantwortung in der Fürsorge für die eigenen Kinder. Pflegende Ehepartner hingegen nehmen die Pflegeübernahme meist als selbstverständliche Fortsetzung ihrer Beziehung zum Gepflegten wahr. In unhinterfragt übernommenen Pflegesituationen sind Angehörige in der Regel auf die Aufgaben und Belastungen nicht vorbereitet und es besteht ein höheres Risiko, dass Gefühle von Kontrollverlust und Erschöpfungssyndrome entstehen. Angehörige, die sich hingegen bewusst für die Pflege entscheiden, beschreiben in der Regel mehr Erfüllung und Sinngebung durch die neue Aufgabe, fühlen sich besser unterstützt und leiden weniger unter depressiven Symptomen und Stress.

Religiöse Motive und Sinnerfüllung

Prinzipiell kann ein bedeutsamer positiver Zusammenhang zwischen der Sinnerfüllung durch die Pflege und der Pflegemotivation angenommen werden. Religiösen Motiven kommt hierbei sowohl bezüglich der Sinnerfüllung als auch hinsichtlich der Pflegemotivation eine besondere Bedeutung zu. Für die Belastung der Pflegenden ist es somit relevant, welche Einstellung sie zu ihrer Pflegerolle finden. Eine Deutung als Lebenssinn oder persönliche Reifung kann sowohl die Bewältigung erleichtern als auch mit einer besseren körperlichen und psychischen Befindlichkeit verbunden sein.

Zusammenfassend verdeutlichen die Befunde, dass für das therapeutische Arbeiten mit pflegenden Angehörigen die Reflexion der Pflegemotivation, auch in Bezug auf das eigene Wertesystem, sehr bedeutsam ist und eine wesentliche Vorbedingung für hilfreiche Veränderungen darstellen kann (vgl. Kap. 4.2.4).

2.2 Pflegebeziehung und Rollenveränderung

Einfluss der prämorbiden Beziehungsqualität

Ob die Pflegeübernahme als Verpflichtung oder als Verantwortung aufgrund der emotionalen Verbundenheit bewertet wird, steht maßgeblich mit der prämorbiden Beziehungsqualität in Zusammenhang. Pflegende mit einer positiven prämorbiden und aktuellen Beziehung zum Pflegeempfänger berichten eine geringere Stressbelastung, ein höheres Wohlbefinden und eine höhere Zufriedenheit mit der Pflegesituation. Durch die Pflege kann die Beziehung zum Gepflegten sogar intensiver und als verbessert erlebt werden, wie pflegende Töchter in Bezug auf ihre Mütter in der Studie von Abel (1986) berichten. Pflegende Töchter, die eine positive Beziehungsqualität erlebten, waren zudem weniger stark durch Angstgefühle und Frustration belastet. So bleiben Nähe und Intimität zum Gepflegten trotz der Veränderungen und Belastungen meist erhalten und ermöglichen weiterhin wertvolle gemeinsame Erfahrungen. Im Kontrast dazu bestehen jedoch auch problematische Situationen, insbesondere wenn pflegende Kinder (meist Töchter) ein Familienmitglied pflegen, das in der Vergangenheit sexuell oder emotional missbräuchliche Handlungen ausgeübt hat. Bei dieser Gruppe von pflegenden Angehörigen waren die Belastungen, Beeinträchtigungen des psychischen Wohlbefindens und depressive Symptome besonders ausgeprägt. Meist wird in diesen Fällen die Pflege aufgrund von Verpflichtungsgefühlen übernommen, eine Konstellation, die in der Regel mit einem stärkeren Stresserleben verbunden ist (vgl. Kap. 1.1).

Das soziale Miteinander hängt in der Pflegesituation maßgeblich von der Qualität der Beziehung zum Gepflegten ab, negative emotionale Reaktionen und

Handlungen dem Gepflegten gegenüber kommen in positiven Pflegebeziehungen seltener vor. Neben der generellen Bedeutsamkeit einer positiven Beziehung zum Gepflegten spielt auch die Pflegekonstellation eine wichtige Rolle hinsichtlich des Belastungserlebens und der Pflegedynamik. Ehepartner erleben die Pflege anders als pflegende Kinder, Enkel, andere Familienmitglieder oder Freunde und Nachbarn. Erwachsene Kinder sind damit konfrontiert, in der Pflege Entscheidungen für den nun von ihnen abhängigen Elternteil zu treffen. Für pflegende Kinder kommt es somit zu einer Umkehr der gewohnten Rollenverhältnisse (Parentifizierung). Diese Rollenumkehr kann zu Konflikten führen und verlangt von pflegenden Kindern eine Neuorientierung und hohe Anpassungsleistung (vgl. Kap. 4.2.2).

Rolle der Pflegekonstellation

Rollenumkehr und Parentifizierung

Auch bei der Pflege innerhalb einer Partnerschaft muss der gesunde Ehepartner neue Rollen und Funktionen übernehmen, sodass die existierende Rollenverteilung einer bestehenden langjährigen ehelichen Beziehung nicht mehr aufrechterhalten werden kann. Zudem müssen Perspektiven für die gemeinsame Gestaltung der Lebensphase im höheren Alter aufgegeben oder neu überdacht werden. Pflegende Ehepartner sind gefordert, bei der Pflege zunehmend Hilfestellungen zu geben und pflegerische Tätigkeiten auszuführen. Diese Hilfestellungen in immer umfassenderen täglichen Bereichen stehen im Kontrast zu den bisher gelebten Werten einer gleichberechtigten Partnerschaft. Neue Verantwortungsbereiche wie die Regelung der Finanzen, das Anziehen und Waschen des Partners oder das Treffen aller die gemeinsame Lebensführung betreffenden Entscheidungen stehen in Diskrepanz zu den bisherigen Gewohnheiten und Vorstellungen hinsichtlich der Rolle als Ehepartner. Je stärker das neue Rollenverhalten als diskrepant zum Selbstbild und der Identität als Beziehungspartner wahrgenommen wird, umso ausgeprägter sind das Belastungserleben und die Versuche, diese Ambivalenz zu mindern.

Rollenneudefinition bei pflegenden Ehepartnern

2.3 Positive Aspekte – „Uplifts of caregiving“

Wenig Aufmerksamkeit wurde in der Pflegeforschung bisher den positiven Konsequenzen, den sogenannten „uplifts of caregiving“, gewidmet, obwohl zwischen 79 bis 90 % der pflegenden Angehörigen positive Erfahrungen in der Pflege berichten, welche für viele auch mit einem verbesserten Wohlbefinden aufgrund der Pflege eines nahen Familienangehörigen einhergehen. Rund zwei Drittel der Pflegenden geben an, dass sich durch die Pflegetätigkeit das Verhältnis zum Pflegenden verbessert hat (Bestmann et al., 2014). Durch die Pflegerolle entsteht eine Gelegenheit, neue Fähigkeiten und Stärken zu erwerben, die eigene Persönlichkeit weiterzuentwickeln sowie sich gebraucht zu fühlen. Die Pflege kann dadurch sowohl eine neue Sinnhaftigkeit und Bedeutsamkeit im Leben als auch eine höhere Wertschätzung des eigenen Lebens bewirken. Die soziale Anerkennung wird ebenfalls als ein bedeut-

Verbesserte Beziehung zum Pflegeempfänger

Erleben von Sinnhaftigkeit und Bedeutung

samer positiver Aspekt der Pflegerolle beschrieben. Ältere pflegende Angehörige fühlen sich auch aufgrund der Tatsache erfüllt und zufrieden, dass sie dem Gepflegten ein Leben in seiner vertrauten Umgebung ermöglichen können. Insbesondere pflegende Männer empfinden, dass „die Pflege sie zu einem besseren Menschen gemacht habe", sie durch die Pflege persönlich gewachsen seien oder sich ihr Horizont durch die Pflege erweitert habe. Insgesamt weisen Angehörige, die eine Verbesserung der Selbstwirksamkeit und persönlichen Stärke durch die Pflege wahrnehmen sowie Anerkennung für ihre Pflegeleistung erleben, geringere depressive Symptome und ein besseres psychisches Wohlbefinden auf.

Eine mögliche Kehrseite des positiven Erlebens von Selbstwirksamkeit und des Gebrauchtwerdens durch die Pflege ist die Einstellung, dass niemand anderes die Pflegeaufgaben leisten kann. Trotz dieser dysfunktionalen Einstellung von einigen Angehörigen überwiegen jedoch die Gewinne durch die positiven Aspekte der Pflege.

Merke

In der therapeutischen Arbeit mit Angehörigen ist es demnach sehr bedeutsam, neben den Belastungen durch die Pflege auch die positiven Aspekte zu beachten. Nur so können die Ressourcen der Angehörigen umfassend wahrgenommen und gestärkt werden. Die Annahme einer ausschließlich von Belastung geprägten Pflegesituation kann zu einem negativ verzerrten Bild führen, welches die Ausbildung eines umfassenden Verständnisses für die Situation der Angehörigen und den therapeutischen Beziehungsaufbau behindern kann.

2.4 Die Bewältigung von Pflegeaufgaben

Stressmodell

Neben den pflegerischen und betreuerischen Alltagsanforderungen ist die häusliche Pflege häufig durch einen dynamischen Prozess gekennzeichnet, in welchem immer wieder Krisen bewältigt und neue Versorgungsroutinen etabliert werden müssen. Die Bewältigung dieser Anforderungen aus Sicht der Pflegenden wurde in verschiedenen theoretischen Modellen beschrieben. Das bekannteste unter ihnen ist das Stressprozess-Modell von Pearlin und Kollegen (1990), das zwischen primären Stressoren, die in direktem Zusammenhang mit den Anforderungen der Pflege stehen, und sekundären Stressoren, die sich nachfolgend für andere Lebensbereiche ergeben (z. B. Familie, Arbeit, soziale Kontakte), unterscheidet (vgl. Abb. 1). Diese objektiven und subjektiven Stressoren haben wiederum einen kumulativen Effekt auf das generelle Wohlbefinden des Pflegenden. Dessen Copingfähigkeiten und die erhaltene Unterstützung werden als Hauptmediatoren der Stressverarbeitung gesehen. Unter Coping wird der Umgang mit stressverursachenden

Situationen, der solchen Situationen beigemessenen Bedeutung (z. B. im Sinne von bedrohlich) und der Umgang mit den eigenen Stresssymptomen verstanden. Beide Mediatoren scheinen in Zusammenhang mit kulturspezifischen Faktoren und Werten zu stehen. So zeigen zum Beispiel afroamerikanische Pflegende mit stärkerer Familienbezogenheit ein eher vermeidendes Coping. Untersuchungen zum Zusammenhang von verschiedenen Copingstilen auf die Gesundheit zeigen, dass problemorientiertes Coping, Akzeptanz sowie eine gute soziale und emotionale Unterstützung einen positiven Einfluss auf die psychische Gesundheit haben. Wunschdenken, Leugnung und vermeidendes Coping sind dagegen mit einer schlechteren mentalen Gesundheit assoziiert.

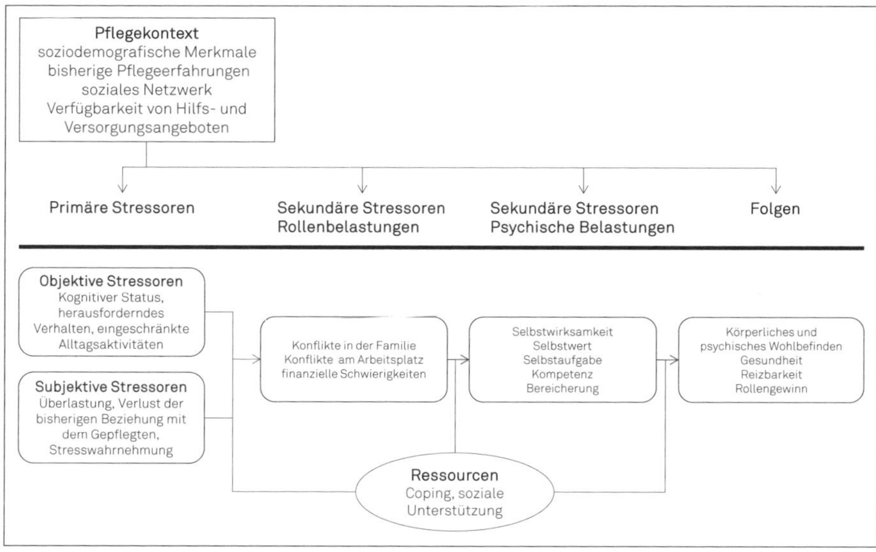

Abbildung 1: Stressprozessmodell (modifiziert nach Pearlin et al., 1990)

Andere Stressmodelle setzen einen stärkeren Fokus auf die Mechanismen, die den Umgang mit den Stressoren beeinflussen. Hauptkomponenten sind die kontinuierliche Bewertung der Interaktionen mit der Umwelt sowie nachfolgende adaptive bzw. nicht adaptive Bewältigungsversuche bei belastenden Ereignissen (z. B. unangemessenes Verhalten des Pflegebedürftigen). Eine flexible und kontextsensitive Wahrnehmung und Einschätzung der Stressoren sowie eine positive Problemorientierung sind auch in diesem Lebensbereich eine wichtige Voraussetzung für eine erfolgreiche Stressverarbeitung.

Coping

Folkman (2008) unterscheidet zwischen problem-, emotions- und bedeutungsfokussiertem Coping. In Situationen, die als schlecht kontrollierbar erlebt werden, versuchen pflegende Angehörige eher, ihre eigenen Emotionen zu kontrollieren. Werden dagegen bessere eigene Kontrollmöglichkeiten erlebt, richten sich die Anstrengungen eher auf die Problembewältigung. Bedeutungsfokussiertes Coping wird dagegen, wenn auch in sehr viel geringerem Umfang, unabhängig von der erlebten Kontrolle angewandt. Wichtige Aspekte des bedeutungsfokussierten Copings sind die Neubewertung eigener Prioritäten, die Beziehung und Solidarität mit dem Pflegebedürftigen, aber auch religiöse oder spirituelle Überzeugungen. Sinnhaftigkeit kann sich durch die Wertschätzung der geleisteten Pflege, dem eigenen Tun und der Beziehung zum Pflegebedürftigen von Tag zu Tag, zumindest temporär, neu ergeben. Wesentliche Prädiktoren für das Finden von Sinn in der Rolle als pflegender Angehöriger sind Religiosität, Kompetenz und intrinsische Motivation sowie das Gefühl, nicht in der Pflegerolle gefangen zu sein. Neben diesen pflegebezogenen Aspekten der Werteorientierung ist die gleichzeitige Beachtung und Aufrechterhaltung von werteorientierten Aktivitäten außerhalb der Pflege für das Wohlbefinden der Pflegenden von großer Bedeutung (Márquez-González, Romero-Moreno & Losada, 2010).

Vor dem Hintergrund, dass bislang weltweit nur sehr wenige Interventionsansätze einen Weg in die Routineversorgung gefunden haben, wird vorgeschlagen, Interventionen für pflegende Angehörige nicht isoliert als individuelle Intervention für den Pflegenden, sondern immer auch in Bezug zur Pflege der pflegebedürftigen Person zu betrachten. Dies würde in der Umsetzung zum einen bedeuten, dass die Psychotherapeutin neben dem Pflegenden auch die pflegebedürftige Person sowie die Qualität, Sicherstellung und Grenzen der häuslichen Pflege gezielt berücksichtigen sollte. Die Psychotherapeutin wäre in einem solchen Modell „chronischer Pflege" also eine Akteurin unter anderen, die zur Sicherstellung der häuslichen Pflege beiträgt und im Austausch mit den anderen professionellen und informellen Akteuren steht. Die Einordnung der psychotherapeutischen Begleitung von pflegenden Angehörigen in ein solches Modell chronischer Pflege würde jedoch für Deutschland bedeuten, dass die Finanzierung konsequenterweise durch die Pflegeversicherung (SGB XI) erfolgen müsste.

In Abbildung 2 sind die vorgestellten Aspekte in einem integrierten Stressmodell schematisch zusammengefasst.

2.5 Verlauf und Prognose

Stadien der Unterstützung

Die beschriebenen Stressoren sind stark von der Art und Dynamik der Erkrankung des Pflegebedürftigen abhängig. So werden zum Beispiel bei Schlaganfallpatienten fünf Phasen unterschieden, in denen die Angehörigen unterschiedliche Formen der Unterstützung benötigen (Cameron & Gignac, 2008):

a) *Schlaganfallereignis und Diagnose:* Diese recht kurze Phase ist durch Unsicherheit und die Angst, dass der Schlaganfallbetroffene nicht überleben könnte, geprägt.

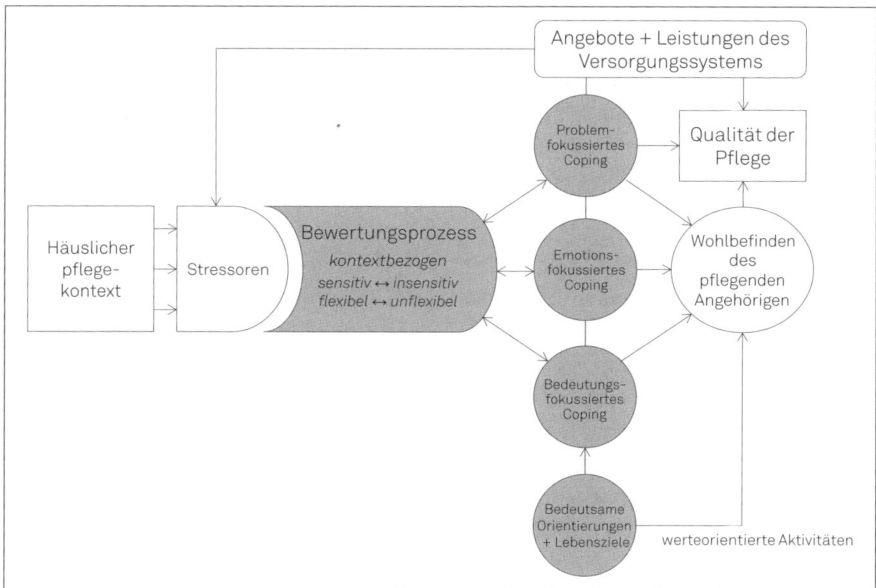

Abbildung 2: Integriertes Stressmodell

b) *Stabilisierung:* Diese ebenfalls kurze Phase zeichnet sich durch ein Informationsbedürfnis der Angehörigen zu Folgen, Schwere und Konsequenzen des Schlaganfalls, aber auch oft durch das Bedürfnis, am Rehabilitationsprozess mitzuwirken, aus.

c) *Vorbereitung:* Die Länge dieser Phase hängt davon ab, ob der Schlaganfallpatient nach der Akutbehandlung direkt nach Hause zurückkehrt oder aber eine stationäre rehabilitative Weiterbehandlung erhält. Eine (potenzielle) zukünftige Pflegeperson fragt sich, ob sie der Aufgabe gewachsen ist, versucht, sich Informationen zu verschaffen (z. B. über mögliche Hilfen, Symptome eines erneuten Schlaganfalls) und Fähigkeiten anzueignen, um die häusliche Versorgung zu leisten. Angehörige verbringen in dieser Phase häufig viel Zeit in den behandelnden Einrichtungen auf Kosten bisheriger Routinen in der Arbeit oder Familie.

d) *Implementierung:* Die ersten Monate nach der Rückkehr des Schlaganfall-Betroffenen sind durch vielfältige Lernprozesse, den Versuchen, neue Routinen zu entwickeln, der häufig erstmaligen Zusammenarbeit mit ambulanten Diensten oder auch anderen mitbetreuenden Angehörigen gekennzeichnet. In dieser Phase werden in der Regel erstmals die Konsequenzen der Pflege auf das eigene Leben wahrgenommen.

e) *Adaption:* In dieser letzten, chronischen Phase ist die Rehabilitation des Schlaganfallpatienten in der Regel abgeschlossen. Es werden meist keine weiteren rehabilitativen Verbesserungen mehr erzielt. In dieser Phase treten die Konsequenzen der übernommenen Pflege noch deutlicher hervor.

> Wichtige Aspekte sind die durch die Pflegeverantwortung erfahrenen eigenen Einschränkungen, die längerfristige Vereinbarung von verschiedenen Rollen und Alltagsanforderungen, die eigene Erschöpfung und das Bedürfnis nach einer Pause, aber auch Ängste, dass die Pflege nicht dauerhaft geleistet werden kann oder aber ein erneuter Schlaganfall alles bisher Erreichte wieder zunichtemacht.

Bislang gibt es nur wenige longitudinale Untersuchungen zum Belastungserleben Pflegender über längere Zeiträume. So zeigten die Ehepartner von Schlaganfallbetroffenen in den ersten drei Jahren nach deren Aufnahme in die Rehabilitation eine Abnahme der Belastung, was möglicherweise mit der Adaption an die neue Rolle als Pflegender zusammenhängt. Die depressiven Symptome gingen im ersten Jahr ebenfalls zurück und stiegen dann im zweiten und dritten Jahr wieder an. Dieser erneute Anstieg wird in Zusammenhang mit der Abnahme sozialer Kontakte und einer Verschlechterung der Beziehungsqualität zum Schlaganfallbetroffenen gesehen. Bei stärker progredient verlaufenden Erkrankungen wie demenziellen Entwicklungen scheint die Belastung dagegen eher mit der Zunahme neuropsychiatrischer Symptome einherzugehen.

Grenzen der häuslichen Pflege

Wichtige Einflussgrößen für die Grenzen der häuslichen Pflege bei Menschen mit Demenz sind die Demenzschwere, höheres Alter der Gepflegten, neuropsychiatrische Symptome, der Grad der funktionellen Einschränkung und die Belastung der Pflegenden. Ist die pflegende Person der Ehepartner oder lebt mit dem Gepflegten zusammen, verringert sich die Wahrscheinlichkeit für einen Umzug ins Pflegeheim. Wenngleich der Beginn der stationären Pflege als Ende der Pflegerolle gesehen wird, zeigen doch zahlreiche Untersuchungen, dass der emotionale Stress und die psychische Gesundheit der ehemals zu Hause Pflegenden nach dem Umzug eines demenziell erkrankten Familienmitglieds in ein Pflegeheim unverändert bleiben oder sich sogar noch verschlechtern können. Dies scheint besonders auf Ehepartner zuzutreffen, die ihre pflegebedürftigen Verwandten täglich besuchen und weiterhin pflegerische Unterstützung leisten. Hierbei wirken sich vor allem Konflikte mit dem Pflegepersonal und eine als unzureichend wahrgenommene Pflege negativ aus. Für die Mehrheit der ehemals zu Hause Pflegenden kann der Umzug in die stationäre Pflege jedoch eine deutliche emotionale und psychische Entlastung mit sich bringen.

Sterbephase

Diejenigen, die ihre Angehörigen bis zum Tod in der häuslichen Umgebung pflegen, stehen, sofern die Pflegebedürftigen nicht einen spontanen Tod erleiden, in der mehrere Wochen bis Monate dauernden Terminalphase und der anschließenden Sterbephase nochmals neuen Herausforderungen gegenüber, die je nach Grunderkrankung (z. B. fortgeschrittene Demenz, Tumorerkrankung etc.) eigene Spezifika aufweisen. Hierzu zählen zunehmende körperliche Symptome wie wiederkehrende Infekte, Pneumonien, Mundsoor, Schwierigkeiten in der Mobilität, Nahrungsaufnahme oder Kommunikation, die eine teils umfassende Unterstützung erforderlich machen. Hinzu kommen häufig Schmerzsymptome, aber auch verhaltensbezogene Symptome wie Rückzug, Apathie oder Depression des Sterbenden. Dies bedeutet, dass die Pflege in diesem Stadium nochmals neu organisiert und oft kurzfristig mehrfach angepasst werden muss (vgl. Kap. 4.2.10). Dies betrifft sowohl die medizinische Versorgung (z. B. Schmerzmanagement) als auch die Organisation der Pflege und Betreuung (z. B. Inanspruchnahme spezifischer Dienste wie das ambulante oder stationäre Hospiz). Darüber hinaus müssen Entscheidungen getroffen werden, die zusätzliche lebenserhaltende Maßnahmen oder aber eine indirekte oder passive Sterbehilfe betreffen. Häufig sind die Pflegebedürftigen zu diesem Zeitpunkt oft nicht mehr selbst in der Lage, ihren eigenen Willen kundzutun oder aber andere Angehörige wünschen sich abweichende Vorgehensweisen. Zu diesen oft schwierigen Entscheidungen und organisatorischen Aufgaben kommen die bereits beschriebenen emotionalen Herausforderungen (vgl. Kap. 1.2) wie der Umgang mit dem wahrgenommenen Leiden des Pflegebedürftigen.

3 Diagnostik und Indikation

3.1 Erstgespräch – Exploration der Belastungssituation und Festlegung der Therapieziele

Angehörige kommen mit jeweils sehr unterschiedlichen Erwartungen und Anliegen zum therapeutischen Erstgespräch. Meist bestehen keine Vorerfahrungen mit Psychotherapie. Daher sollten die Angehörigen über die formalen und inhaltlichen Aspekte wie beispielsweise zeitlicher Rahmen, Dauer, Kosten, Schweigepflicht u. a. der therapeutischen Gespräche aufgeklärt werden.

Meist keine Vorerfahrungen mit Psychotherapie

Zu Beginn sollten die Erwartungen der Angehörigen geklärt und sich ein Überblick über die Pflege- und Lebenssituation verschafft werden (siehe hierzu auch die Karte „Fragen zur Exploration der Pflegesituation“ sowie die Karte „Fragen zur Exploration der sozialen und professionellen Unterstützung“ am Ende des Buches). Aufgrund der häufig vorliegenden komplexen Belastungssituation und dem Mitteilungsbedürfnis der Angehörigen, kann dies mehr als eine Therapiestunde beanspruchen. Ein offener Fragestil ist hierbei hilfreich, um einen guten Überblick hinsichtlich der Pflege- und Belastungssituation zu erhalten. Zudem können Mikroanalysen typischer Belastungs- und Kon-

Exploration der Pflegesituation

Mikroanalysen zur Klärung von Konfliktsituationen

fliktsituationen die individuelle Problemsituation verdeutlichen. Bei vielen Angehörigen bestehen auch konkrete Fragen bezüglich medizinischer, finanzieller, rechtlicher oder pflegebezogener Themen. Diese sollten im Erstgespräch festgehalten und im Rahmen der Zielfestlegung besprochen werden, ob und in welcher Reihenfolge sowie mit welcher Schwerpunktsetzung diese in den therapeutischen Gesprächen geklärt werden können und welche Fragen in spezifischen Beratungsstellen oder medizinischen Einrichtungen beantwortet werden sollten (vgl. Kap. 4.2.5).

Festlegung der Therapieziele

Mit manchen Angehörigen ist es anfangs schwierig, konkrete Therapieziele festzulegen und zu erarbeiten. So kann es zum einen sein, dass die Therapeutinnen spezifische Ziele und Probleme wahrnehmen, auch wenn die Angehörigen zu diesem Zeitpunkt diese noch nicht als Therapiethemen formulieren, beispielsweise bei Themen wie Umgang mit Trauer oder Förderung der Akzeptanz hinsichtlich der Einschränkungen und Symptomatik des Gepflegten. Zum anderen kann es sein, dass Angehörige so viele verschiedene Problembereiche mit in die Therapie bringen, dass sich zunächst kein „roter Faden“ findet. Hierbei kann es hilfreich sein, wenn die Therapeutin bei der Auswahl der Problembereiche unterstützt und gegebenenfalls auf Grenzen der Bearbeitbarkeit im Rahmen von psychotherapeutischen Gesprächen hinweist.

Manche Angehörige sind vor allem darauf fokussiert, dem Pflegeempfänger noch besser helfen zu wollen und dadurch möglicherweise eine Verbesserung der Symptomatik bewirken zu können. Die therapeutische Aufgabe besteht in diesen Fällen darin, zum einen der Erwartung gerecht zu werden, den pflegerischen Umgang mit dem Erkrankten zu besprechen, und zum anderen das Ziel der Belastungsreduktion sukzessive zu thematisieren und eine Veränderungsmotivation hinsichtlich der Förderung von Selbstfürsorge und Akzeptanz aufzubauen. In der Regel gelingt es jedoch, im therapeutischen Prozess eine Arbeitsstruktur und Ziele schrittweise zu erarbeiten bzw. von therapeutischer Seite spezifische Zielbereiche zu einem späteren Zeitpunkt transparent zu benennen und einzubringen. Für verhaltensnahe Ziele kann zudem die Goal Attainment Scale (Zielerreichungsskala) genutzt werden (siehe hierzu auch die Karte „Fragen zur Exploration von Werten und persönlichen Bedürfnissen“ am Ende des Buches).

Zum Abschluss des Erstgesprächs wird das weitere Vorgehen terminlich und inhaltlich besprochen. Den Angehörigen sollte zudem die Möglichkeit gegeben werden, ihren Eindruck von dem Gespräch und offene Fragen oder Bedenken zu äußern. Die Frage nach dem Befinden der Angehörigen am Ende jedes Therapiegesprächs kann ressourcenorientiert mit dem Thema verbunden werden, welche Aktivität für sie nach dem Gespräch positiv und wohltuend wäre. Diese Anregung kann dazu beitragen, generell die Selbstfürsorge der Angehörigen zu stärken.

3.2 Indikation zur Psychotherapie

Pflegende Angehörige sind in der Regel nicht psychisch krank und entwickeln nicht zwangsläufig eine Belastungsstörung bzw. psychische Erkrankung. Daher ist die Anwendung der üblichen klinisch-diagnostischen Interviews nicht generell angebracht und kann auf pflegende Angehörige irritierend wirken.

Bei einzelnen pflegenden Angehörigen zeigen sich jedoch bereits im Erstgespräch oder auch später im Therapieverlauf Hinweise auf eine klinisch auffällige Symptomatik. In den meisten Fällen handelt es sich hierbei um depressive Symptome oder Erschöpfungszustände. So ist die Häufigkeit einer Major Depression bei pflegenden Angehörigen höher als in der nicht pflegenden Allgemeinbevölkerung. Prinzipiell können auch psychische Störungen in anderen Bereichen bei pflegenden Angehörigen vorhanden sein oder sich im Zeitverlauf entwickeln. Daher sollte in diesen Fällen eine differenzierte klinisch-diagnostische Abklärung erfolgen und insbesondere bei depressiven Angehörigen die Suizidalität abgeklärt werden. Bei Vorliegen einer psychischen Störung sollte eine ambulante oder stationäre Psychotherapie erfolgen.

Differenzierte Abklärung bei Hinweisen auf eine psychische Störung

Für die Angehörigen kann es hilfreich und notwendig sein, sie bei der Suche nach einem geeigneten Therapieplatz zu unterstützen. Da manchmal, insbesondere bei älteren pflegenden Angehörigen, Vorbehalte oder falsche Annahmen bezüglich einer Psychotherapie bestehen können, ist eine ausführliche Aufklärung und Bearbeitung der diesbezüglichen dysfunktionalen Annahmen hilfreich. Die meisten pflegenden Angehörigen erfüllen nicht die Kriterien einer psychischen Störung, weisen jedoch, wie in Kapitel 1 beschrieben, belastungsinduzierte Symptome im psychischen und körperlichen Bereich auf.

Hilfestellung bei der Suche nach einem geeigneten Therapieplatz

Die meisten Angehörigen erfüllen nicht die Kriterien einer psychischen Störung

3.3 Diagnostische Instrumente zur Erfassung von pflegebedingten Veränderungen

Pflegebelastung und Belastungsverarbeitung

In Deutschland ist vor allem die Häusliche Pflegeskala (Gräßel & Leutbecher, 2001) in Verwendung. Dieser Bogen umfasst 28 Fragen mit einer 4-stufigen Antwortskala. Die Pflegebelastung wird für einen Summenwert von 0 bis 35 als nicht vorhanden bis gering, 36 bis 45 als mittelgradig und für 46 bis 84 als stark bis sehr stark interpretiert. Einen breit angelegten Ansatz verfolgt das Berliner Inventar zur Angehörigenbelastung – Demenz (BIZA-D; Zank, Schacke & Leipold, 2006). Dieser 88 Fragen umfassende Fragebogen beinhaltet 20 Subskalen, die sich auf Betreuungsaufgaben, subjektive Belastung durch Verhaltensänderungen, subjektiv wahrgenommene Bedürfniskonflikte, Rollenkonflikte und positive Aspekte der Pflege beziehen. Aus einigen Subskalen des BIZA-D (persönliche Einschränkungen, mangelnde soziale Unterstützung, Akzeptieren der Situation und bei kognitiv eingeschränkten Pflegebedürftigen zusätzlich: Belastung durch kognitive Einbußen, Belastung durch Aggressivität und Verwirrtheit) kann eine Kurzversion zusammengestellt werden, die für die Entstehung problematischer Pflegesituationen (z. B. Misshandlung und Vernachlässigung von Pflegebedürftigen) Risikofaktoren darstellen (Heidenblut, Schacke & Zank, 2013).

Depressive und Angstsymptome

Für pflegende Angehörige hat sich die Allgemeine Depressionsskala (Hautzinger, Bailer, Hofmeister & Keller, 2012) und die deutsche Version der Hospital Anxiety Depression Scale (Herrmann-Lingen, Buss & Snaith, 2011) bewährt. Zur Erfassung von Angstsymptomen kann die Subskala Angst der Hospital Anxiety and Depression Scale (Herrmann-Lingen et al., 2011) verwendet werden.

Lebensqualität und soziale Beziehungen

Ein kurzes spezifisches Instrument für pflegende Angehörige ist der Carer-QoL (Brouwer, van Exel, van Gorp & Redekop, 2006), der mit sieben Fragen (dreistufige Antwortskala) und einer visuellen Analogskala einen groben Überblick über die für die Lebensqualität relevanten Bereiche gibt.

Erleben von Trauer und Verlust

Die Erfassung der Belastung und Belastungsverarbeitung hinsichtlich Trauer und Verlust während der Pflege kann mithilfe des „Fragebogens zum Trauer- und Verlusterleben bei pflegenden Angehörigen" erfolgen (Meichsner, Schinköthe, & Wilz, 2016a). Elf Items erfassen mit einem 5-stufigen Antwortformat spezifische Aspekte des Trauer- und Verlusterlebens pflegender Angehöriger auf vier spezifischen Faktoren: Emotionaler Schmerz, Beziehungsverlust, Endgültiger Verlust und Akzeptanz des Verlusts.

Positive Aspekte der Pflege

Positive Aspekte in der Pflege können mit den vier Fragen der Subskala „Positive Aspekte" des Cope Index (Balducci et al., 2008) oder der Subskala „Persönliche Weiterentwicklung" des BIZA-D (Zank et al., 2006) erfragt werden. Ausführlichere englischsprachige Skalen zu positiven Aspekten der Pflege liegen unseres Wissens bislang nicht in validierten deutschsprachigen Fassungen vor.

4 Psychosoziale und therapeutische Unterstützungskonzepte

4.1 Therapeutische Grundhaltung und Beziehungsgestaltung[1]

Psychische und körperliche Symptome bei pflegenden Angehörigen sollten zunächst als mögliche Überlastungsreaktion auf die oft sehr herausfordernde Pflege- und Betreuungsverantwortung (vgl. Kap. 1) und nicht als psychische Erkrankung eingeordnet werden.

Gespräche mit einer Psychotherapeutin sind für die meisten pflegenden Angehörigen ungewohnt und stellen eine neue Erfahrung dar. Die Therapiesituation kann Gefühle wie Unsicherheit, Versagen und Scham auslösen („Weil ich die Pflege nicht alleine bewältigen kann, bin ich auf die Hilfe von einer Psychologin angewiesen."). Diesem Erleben sollte durch normalisierende Aussagen wie beispielsweise „Das, was Sie erleben, ist angesichts Ihrer höchst belastenden Pflegesituation nachvollziehbar und wird häufig auch von anderen pflegenden Angehörigen berichtet" entgegengewirkt werden. Die Gesprächstechnik des Normalisierens wirkt für Angehörige besonders entlastend, wenn diese bei unerwünschten, belastenden Impulsen und Gedanken angewandt wird, die mit Schuld- und Schamgefühlen verbunden sind. Je nach Pflegesituation, Anliegen und Persönlichkeit der Angehörigen können unterschiedliche Aspekte in der Beziehungsgestaltung relevant sein, wie in den folgenden Abschnitten verdeutlicht wird.

Merke

Wichtig ist zu beachten, dass pflegende Angehörige nicht „pathologisiert" werden sollten.

1 Die folgenden Ausführungen beruhen auf langjährigen klinischen Erfahrungen und empirischen Studien der Autoren bei pflegenden Angehörigen von Menschen mit Demenz und Schlaganfall. Diese sind u.a. in Wilz et al. (2015) ausführlich dargestellt und hier in komprimierter Form zusammengefasst. Die beschriebenen Grundhaltungen der Beziehungsgestaltung werden jedoch auch für andere Pflegekonstellationen als relevant und hilfreich betrachtet.

4.1.1 Ressourcenorientierung und Stärkung des Selbstwerts

Wertschätzung der Pflegeerfahrung

Pflegende Angehörige sind als Experten der häuslichen Pflegesituation zu betrachten, da sie den zu pflegenden Familienangehörigen bereits seit vielen Jahren kennen und in der Regel am besten wissen, wie mit der vertrauten Person umzugehen ist. Diese Ressource sollte zum einen anerkannt und hervorgehoben und zum anderen bei der Planung von Verhaltensänderungen stets berücksichtigt werden. Denn die Erfahrungen der Angehörigen können hilfreich sein, konstruktive Strategien beispielsweise für den Umgang mit Verhaltensauffälligkeiten, dem Aufbau von selbstständigkeitsförderndem Verhalten oder für deeskalierendes Kommunikationsverhalten bei Konflikten zu finden. Auch das wiederholte Erwähnen von hilfreichen Pflegeerfahrungen anderer Angehöriger kann den Betroffenen verdeutlichen, dass sie selbst als Angehörige aufgrund ihrer umfassenden, täglichen Erfahrungen, Experten in diesem Bereich sind und andere von diesem Wissen profitieren können.

4.1.2 Würdigung der Belastungssituation und Wertschätzung der Pflegeleistung

Wertschätzung der Pflegeleistung

Trotz der enormen Pflegeleistung, die Angehörige erbringen, werden diese vom sozialen Umfeld, den Gepflegten und den Pflegenden selbst meist wenig oder gar nicht gewürdigt. Darüber hinaus stellen Angehörige ihre eigenen Bedürfnisse oft gänzlich in den Hintergrund. Prinzipiell sind alle Äußerungen der Therapeutin, die authentisch und persönlich deren Anerkennung und Hochachtung bezüglich der Pflegeleistung ausdrücken, daher als sehr relevante ressourcenorientierte und selbstwertstärkende Mitteilungen zu betrachten.

Zu beachten ist weiterhin, dass sich einige pflegende Töchter oder Söhne durch die Pflege der Mutter oder des Vaters erhoffen, elterliche Anerkennung zu bekommen, die sie in ihrer Biografie vermisst haben. Oftmals ist es dem Pflegeempfänger, insbesondere bei Demenz, jedoch gar nicht mehr möglich, auf das Gegenüber wertschätzend zu reagieren. Daher wird in diesen Fällen manchmal Anerkennung von anderen Familienmitgliedern, vor allem von Geschwistern, aber auch von Freunden oder Bekannten erwartet. Eine solche Erwartungshaltung kann jedoch zu Konflikten, Missverständnissen und Enttäuschung führen. Im therapeutischen Gespräch können diesbezügliche dysfunktionale Erwartungen und die damit in Zusammenhang stehenden Probleme identifiziert und bearbeitet werden. Auch für die Veränderung anderer, häufig anzutreffender dysfunktionaler Schemata (z. B. Perfektionismus, überhöhtes Pflegeideal) bildet die Anerkennung der Kompetenz der Angehörigen eine wichtige Voraussetzung zur Erarbeitung von alternativen Bewertungen und mehr Gelassenheit sowie Selbstfürsorge in der Pflege (vgl. Kap. 4.2.2 und Kap. 4.2.4).

Bei einigen Angehörigen kann es den Therapeuten jedoch schwerfallen, eine authentische, wertschätzende Haltung einzunehmen. Dies betrifft beispielsweise Gesprächssituationen, in denen die Angehörigen in vehementer, globaler und abwertender Weise das Gesundheitssystem, Pflegedienste oder Ärzte für verschiedene Missstände verantwortlich machen und anklagend einen Apell nach Zustimmung und Unterstützung an die Therapeutin richten.

Auch wenn die Therapeutin im Gespräch feststellt, dass die Behandlung des Pflegeempfängers durch den Angehörigen nicht angemessen, möglicherweise sogar mit verbaler oder physischer Aggressivität verbunden ist, kann eine wertschätzende Beziehungsgestaltung erschwert sein.

Komplementäre Beziehungsgestaltung

Für beide Gesprächssituationen können keine allgemeingültigen Strategien zur Beziehungsgestaltung gegeben werden, da zudem Aspekte der Persönlichkeit und des Interaktionsverhaltens der jeweiligen Angehörigen mitberücksichtigt werden müssen. Die Prinzipien der komplementären Beziehungsgestaltung nach Sachse (2006, S. 62) können in diesen schwierigen Interaktionssituationen jedoch sehr hilfreich sein und eine Basis dafür schaffen, im Therapieprozess transparent und gegebenenfalls konfrontativ das problematische Verhalten ansprechen zu können. Spezifische Empfehlungen zum therapeutischen Vorgehen bei Gewalt in der Pflege werden in Kapitel 4.2.8 gegeben.

Zu beachten ist weiterhin, dass anklagendes, jammerndes oder verbittertes Verhalten der Angehörigen auch ein Ausdruck für die Nichtbeachtung ihrer Leistung durch die Gesellschaft oder das persönliche soziale Umfeld sein kann (z. B. „Niemand sieht, was ich alles leiste." „Keiner sieht, wie schwer ich es habe."). Für diese Angehörigen ist eine kontinuierliche Rückmeldung von Wertschätzung erforderlich, um sukzessiv eine Bereitschaft zur aktiven Verhaltensänderung aufzubauen. Erst wenn eine ausreichende Anerkennung der Pflegearbeit erlebt wird, kann sich in der Regel eine Veränderungsmotivation, Bereitschaft zur Selbstfürsorge und aktiven Mitarbeit in der Therapie entwickeln.

4.1.3 Empathisches Verständnis und Raum für das Mitteilungsbedürfnis

Pflegende Angehörige erleben es als sehr positiv und entlastend, über ihre Sorgen und Probleme sprechen zu können. Die Möglichkeit, ausführlich über das gesamte Ausmaß der Pflegebelastung und die vielfältigen schmerzlichen Veränderungen berichten zu dürfen, ist für Angehörige im Rahmen ihres sozialen Netzes meist nicht oder nur teilweise gegeben.

Wenn es in der therapeutischen Beziehung gelingt, Raum und Empathie in adäquater Weise herzustellen, können viele Angehörige erstmals über ihre belastenden Gefühle wie Trauer, Scham oder Überforderung und Kontrollverlust sprechen. Hierbei ist es wichtig, besonders zu Beginn der Therapie ausreichend Zeit für diese Mitteilungen einzuräumen. Dies erfordert von der Therapeutin Verständnis und Geduld. Für die meisten Angehörigen ist es zudem sehr entlastend auch im weiteren Prozess der Therapie jeweils zu Beginn der Sitzungen Raum und Zeit zu haben, um ausführlich über den Pflegealltag und über das Befinden des Pflegeempfängers berichten zu dürfen.

4.1.4 Förderung des Annehmens der Veränderungen und Verluste

Annehmen nicht veränderbarer Beeinträchtigungen

Die Unveränderbarkeit der alters- und krankheitsbedingten Veränderungen und die damit verbundenen Verluste (u.a. Verlust der kognitiven Fähigkeiten und Persönlichkeit des Pflegeempfängers, Verlust der reziproken Beziehungskonstellation und Selbstständigkeit, perspektivischer Verlust einer nahestehenden Person bei Tumorerkrankten im terminalen Stadium) stellen sowohl für die Angehörigen wie auch für die Therapeutinnen eine besondere Herausforderung dar. Dies bedeutet für die therapeutische Arbeit, die damit verbundenen belastenden Emotionen zu ertragen und Angehörige damit konfrontieren zu können, das Unveränderliche anzunehmen. Dieser meist langwierige und schmerzliche Prozess wird von der Therapeutin empathisch begleitet (vgl. Kap. 4.2.10). Nach dem psychoanalytischen Konzept des „Containments“ (Bion, 1962) kann es von den Angehörigen als entlastend erlebt werden, wenn sich die Psychotherapeutin zunächst gleichsam als Auffangbecken für die belastenden Gefühle zur Verfügung stellt, indem sie das momentan „Unerträgliche“ erträgt und anspricht. Die Psychotherapeutin nimmt hierbei nicht nur auf, sondern verarbeitet gleichsam weiter, indem sie den Betroffenen vermittelt, dass diese „unerträglichen“ Affekte auszuhalten sind. Der nunmehr geteilte Schmerz wird so auch für die Betroffenen erträglicher. Für diese therapeutische Arbeit ist es sehr hilfreich, wenn die Therapeutin sich selbst mit dem Thema Altern und den damit verbundenen Verlusten auseinandergesetzt hat.

Merke

Aktionistisches problemlöseorientiertes therapeutisches Arbeiten kann die Verarbeitung der Verluste behindern und ein Signal dafür sein, dass die Therapeutin selbst die Unveränderlichkeit der Situation schwer aushalten kann und nach Wegen sucht, die Pflegesituation schnell erträglicher zu gestalten. Die Förderung von Akzeptanz hinsichtlich belastender Gedanken und Gefühle kann dadurch beeinträchtigt und eine Vermeidung aufrechterhalten werden, da dysfunktional nach Lösungen für unveränderbare Situationen gesucht wird.

4.2 Therapeutisches Arbeiten: Themen und spezifische Interventionen

Die in Kapitel 1 dargestellten Herausforderungen der Betreuung und Pflege erfordern die Berücksichtigung vielfältiger Themen und Inhalte, die im folgenden Kasten zusammenfassend aufgelistet sind:

Therapeutische Aufgaben

- Wissensvermittlung hinsichtlich spezifischer Erkrankungen des Alters, finanzieller und (sozial)rechtlicher Fragen und Unterstützungsangebote.
- Förderung von Problemlösekompetenzen und Vermittlung von Strategien für den Umgang mit alters- und krankheitsbezogenen Veränderungen.
- Unterstützung bei der Verarbeitung der alters- und krankheitsbedingten Veränderungen und Verluste sowie hinsichtlich belastender Emotionen wie Trauer, Ärger, Wut, Schuld, Scham und Angst.
- Unterstützung bei der Bewältigung und Akzeptanz der neuen Rolle.
- Identifikation pflegebezogener dysfunktionaler Gedanken und Schemata.
- Förderung hilfreicher, positiver familiärer Beziehungen sowie gemeinsamer positiver Aktivitäten mit dem Pflegeempfänger.
- Verbesserung der Wahrnehmung von Belastungsgrenzen und Förderung der Selbstfürsorge.
- Abbau von Barrieren der Inanspruchnahme informeller und professioneller Unterstützung.
- Stabilisierung des Versorgungsarrangements.

Um für diese unterschiedlichen Themenbereiche eine adäquate Unterstützung anbieten zu können, ist ein breites Spektrum an Interventionsstrategien notwendig, die in den folgenden Kapiteln vorgestellt werden. Die Nützlichkeit und Effektivität sowie die Zufriedenheit und Akzeptanz bezüglich der vorgestellten Interventionen wurden in verschiedenen Evaluationsstudien nachgewiesen (vgl. Kap. 4.3).

4.2.1 Förderung von Erkrankungswissen und Pflegekompetenz

Wissensvermittlung

In vielen Betreuungs- oder Pflegekontexten fühlen sich Angehörige auch überfordert, weil sie nicht ausreichend über die Erkrankung, die medizinische Versorgung und diesbezüglich notwendige pflegerische Hilfestellungen informiert wurden. Eine umfassende Aufklärung zum jeweiligen Krankheitsbild, den damit verbundenen Veränderungen und Beeinträchtigungen und medizinischen sowie pflegerischen Maßnahmen ist daher zu Beginn sehr wichtig und hilfreich. Je nach Pflegesituation kann es hierbei notwendig sein, die Angehörigen zu ermutigen, die zuständigen ärztlichen oder andere Fachkollegen konkret zu befragen sowie andere schulende und beratende Angebote mit einzubeziehen (vgl. Kap. 4.2.5).

Stärkung der Kompetenz

Die vielfältigen krankheitsspezifischen Informationen können in diesem Band nicht umfassend erläutert werden. Demenzspezifische Manuale und Trainings geben beispielsweise Anleitung zur Gestaltung der Kommunikation (Haberstroh & Pantel, 2011; Engel, 2011; Wilz, Schinköthe & Kalytta, 2015) und zum Umgang mit Verhaltensauffälligkeiten (Wilz et al., 2015). Hinsichtlich praktischer Pflegetätigkeiten (wie Waschen, Heben, Versorgung bei Inkontinenz) werden Pflegekurse für Angehörige angeboten. Diese beinhalten u.a. praktische Anleitungen zu Hilfsmitteln (z.B. Strohhalm für leichteres Trinken), zur Gestaltung der Umgebung (z.B. wie die Kleidung am besten sortiert werden sollte, um Überforderung zu vermeiden) oder zum Umgang mit finanziellen und rechtlichen Aspekten (z.B. Beantragung einer Pflegestufe bzw. Pflegegrades). Weiterführende Literatur zu diesen Themen sind in Kapitel 4.2.5 und in Kapitel 6 zu finden. Übergreifend sind bei der Wissensvermittlung für pflegende Angehörige die bekannten hilfreichen Strategien der kognitiven Verhaltenstherapie (KVT) zu beachten, wie geleitetes Entdecken, aktiver Einbezug der Angehörigen, praktisches Ausprobieren der Skills im therapeutischen Setting und der begleitete Transfer in den Pflegealltag.

Empathisches Verstehen alters- und krankheitsbedingter Beeinträchtigungen

Verstehen krankheitsbedingter Veränderungen

Je nach Erkrankung sind die Angehörigen mit sehr unterschiedlichen Beeinträchtigungen des zu Pflegenden konfrontiert und müssen versuchen, sich in dessen Zustand hineinzuversetzen. Ein empathisches Verständnis ist besonders bei Menschen mit kognitiven Veränderungen relevant, da hier in der Regel kein Austausch mehr über den emotionalen Zustand, Ängste und Wünsche möglich ist. So werden beispielsweise bei Menschen mit Demenz Verhaltensauffälligkeiten nachvollziehbarer, wenn versucht wird, ein Verständnis für die Welt und das Erleben des Demenzerkrankten zu entwickeln. Hierbei ist ein Verstehen der Symptomatik im biografischen Kontext hilfreich, da Menschen mit Demenz oftmals zunehmend in der Vergangenheit leben und den Zugang zur Gegenwart verlieren. Zudem können Verhaltensauffälligkeiten als Ausdrucksversuch eines unbefriedigten Bedürfnisses verstanden werden (Bödecker, 2015, S. 55). Stokes (2010) hat eine Übersicht von möglichen Gründen für Verhaltensauffälligkeiten zusammengetragen (z.B. Angstzustände und Unruhe aufgrund des Kompetenzverlusts) sowie ein verhaltensanalytisches Vorgehen vorgeschlagen, um problematische Handlungen im persönlichen Kontext zu verstehen (weiterführend siehe Wilz et al., 2015, und James, 2013). Mittels Mikroanalysen wird oft deutlich, dass sich die Angehörigen in einem Teufelskreis befinden und selbst dazu beitragen, dass Situationen eskalieren und die Gepflegten unruhig, aggressiv oder depressiv reagieren. Besonders stressfördernd sind Reaktionen der Angehörigen, die den Pflegeempfänger überfordern, kritisieren, verunsichern oder kränken. Diese Reaktionen können unter anderem damit zusammenhängen, dass die Angehörigen das Ausmaß der Symptomatik verleugnen oder wie oben beschrieben ein unzureichendes Wissen über die Erkrankung vorliegt. Eine Klärung dieser Konfliktsituationen kann dann in der Regel nicht erfolgen, da die Betroffenen beispielsweise zu erschöpft sind, um sich zu erklären, enttäuscht über das erlebte Unverständnis sind oder bei kognitiven Einschränkungen die Situationen nicht mehr einordnen und ihre Bedürfnisse nicht mitteilen können. In Folge können belastende Gefühle wie Angst, Scham, Frustration oder auch impulsive Handlungen und Depressionen bei den Pflegeempfängern entstehen (Feil, 2010; Höwler, 2008; Wilz, Adler & Gunzelmann, 2001). Das Verstehen und Einordnen können von Persönlichkeitsveränderungen, Verhaltensauffälligkeiten oder anderen Beeinträchtigungen hilft den Angehörigen daher, gelassener im Umgang mit dem Erkrankten zu sein, ihn nicht mehr zu überfordern und mit Defiziten zu konfrontieren (Wilz et al., 2001, 2015). Durch dieses verständnisvolle Verhalten wird zudem der Selbstwert und die Autonomie des Erkrankten gefördert sowie die Compliance und Kooperation hinsichtlich spezifischer Pflegehandlungen oder medizinischer Maßnahmen verbessert. Die Einschätzung der Fähigkeiten muss im Krankheitsverlauf immer wieder neu überprüft werden, um die Bewältigung daran anpassen und die Umgebungsbedingungen überschaubar gestalten zu können.

Im Ergebnis lernen die Angehörigen, dass viele Problemsituationen auf eine Fehleinschätzung der Beeinträchtigungen zurückgeführt werden können, wie das folgende Zitat illustriert:

> *„Ich musste lernen und begreifen, dass die Vokabeln des täglichen Lebens immer mehr verschwinden, dass meine Frau oft nicht etwas nicht hören wollte, sondern dass sie einfach NICHTS mit der Frage oder dem Auftrag anfangen konnte. Und wenn ja, dann nicht reagieren konnte. Mein Fazit: nicht aufregen bzw. lauter werden, sondern akzeptieren, dass sie das alles nicht mehr begreift und ruhiger werden."*

Verlust der Selbstständigkeit

Der Verlust der Selbstständigkeit, insbesondere wenn grundlegende Handlungen wie sich selbst Waschen, Anziehen etc. nicht mehr alleine ausgeführt werden können, führt bei den Pflegeempfängern häufig zu Gefühlen von Scham, Niedergeschlagenheit und Frustration. Diesbezüglich ist ein empathisches Umgehen hilfreich, um bei Hilfestellungen die ohnehin vorhandenen belastenden Emotionen nicht weiter zu verstärken. Reagieren

Angehörige in diesen Pflegesituationen unsensibel, kann der erlebte Autonomieverlust verstärkt sowie negative Reaktionen des Pflegeempfängers wie Ablehnung oder auch aggressives Verhalten provoziert werden.

Adäquate Einschätzung des Hilfebedarfs

Prinzipiell kann eine adäquate Einschätzung des Hilfebedarfs eine Überforderung wie auch Unterforderung des Pflegeempfängers verhindern. Im Kontrast dazu kann überfürsorgliches Verhalten zu Inaktivität, einer geringeren Selbstständigkeit, depressiven und ängstlichen Symptomen bei den Pflegeempfängern führen. Oft bestehen z. B. Ängste, dass dem Gepflegten etwas passieren könnte (bspw. ein weiterer Sturz), in der Konsequenz erhöht sich jedoch die Sturzwahrscheinlichkeit aufgrund der durch die Inaktivität bedingten reduzierten motorischen Kraft und Fähigkeiten. Grundsätzlich kann überfürsorgliches Verhalten sehr unterschiedlich bedingt sein und mit Ängsten, einem bestimmten Pflegeideal sowie langjährigen Beziehungs- und Rollenmustern in Zusammenhang stehen (vgl. Kap. 4.2.6). Die Bedingungsfaktoren und Funktionalität von überfürsorglichem Verhalten werden mittels Verhaltensanalysen auf der Mikro- und Makroebene in der Regel gut verstehbar.

Förderung der Akzeptanz bezüglich nicht veränderbarer Beeinträchtigungen

Akzeptierende Haltung fördern

Da die Pflege oft eine Fülle an unbeeinflussbaren und nicht oder nur wenig kontrollierbaren Situationen mit sich bringt, stellt das Erlernen einer akzeptierenden Haltung eine notwendige, jedoch meist schwierige Herausforderung für die Angehörigen dar (vgl. Kap. 4.1.4 und 4.2.4). Das Verleugnen der Progredienz der Erkrankung wird deutlich, wenn Angehörige beispielsweise trotz terminaler Diagnose bei Tumorerkrankungen kontinuierlich nach neuen Behandlungsmethoden suchen, indem sie umfassend Studien zur Behandlung von Tumorerkrankungen verfolgen und wiederholt die Verordnung neuer Medikamente oder anderer Behandlungsmaßnahmen verlangen. Bei Menschen mit Demenz werden Veränderungen der Persönlichkeit des Erkrankten häufig auf äußere Begebenheiten zurückgeführt oder Schwankungen in der Symptomatik als Zeichen einer Verbesserung oder auch als Hinweis auf eine Fehldiagnose eingeordnet. In diesen Fällen ist eine Auseinandersetzung mit belastenden Emotionen wie Trauer und der Unveränderbarkeit der Gegebenheiten erschwert, wodurch auch eine adäquate Anpassung an die Betreuungssituation nicht gelingt. Durch ein Verstehen und Annehmen der krankheitsbedingten Veränderungen können Überforderungssituationen des Gepflegten (z. B. aufgrund inadäquater Kommunikation, zu schwierigem oder nicht indiziertem kognitivem oder motorischem Training, dem Stellen von nicht mehr bewältigbaren Aufgaben) verhindert werden. Daher können Interventionen aus der Akzeptanz- und Commitment-Therapie (ACT) als besonders geeignet für pflegende Angehörige betrachtet werden, da diese kontinuierlich mit *unveränderlichen* Beeinträchtigungen eines Familienmitglieds

Akzeptanz- und Commitment-Therapie

konfrontiert sind und lernen müssen, die damit verbundenen Verluste zu akzeptieren (weiterführend siehe Eifert 2011; Sonntag 2004).

Der folgende Abschnitt zeigt einen Beispieltext zur Psychoedukation von Akzeptanz:

> „... Ein hilfreicher Umgang mit Dingen im Leben, auf die wir keinen Einfluss nehmen können, ist die Annahme bzw. Akzeptanz. Akzeptanz meint nicht, dass wir resignieren oder uns den Dingen einfach ausliefern, sondern vielmehr annehmen, wie die Dinge gerade sind und eben nicht dagegen ankämpfen. Man kann den Gedanken der Akzeptanz mit den Worten beschreiben, alles so zu nehmen, wie es ist, und nicht, wie es sein sollte, es ist, wie es ist'. Wenn wir aufhören, gegen unveränderliche Dinge anzukämpfen, sie verändern zu wollen, kann uns dies bereits entlasten und die Kraft für andere Aspekte zur Verfügung stehen."

Das Erleben von Verlusten, Leid und unveränderbaren Lebenssituationen wird im „Akzeptanz-Ansatz" als zum Leben gehörige Erfahrung betrachtet, die normal ist und jedem Menschen im Laufe der Biografie begegnet. Damit verbunden sind schmerzliche Gefühle, die es gilt, zuzulassen und anzunehmen, um die Erfahrungen emotional verarbeiten zu können. Achtsamkeitsübungen können hierbei helfen, diese Gefühle und damit verbundene Gedanken und Körperempfindungen wahrzunehmen (weiterführend siehe Michalak, Heidenreich & Williams, 2012). Da zudem ein enger Zusammenhang zwischen Gefühlen und Bedürfnissen besteht, können diese fokussierten Wahrnehmungen zudem dabei helfen, die eigenen Bedürfnisse und Werte wieder besser einzuschätzen.

Gefühlsvermeidung

In den therapeutischen Gesprächen sollte auch verdeutlicht werden, dass das Verleugnen von Gefühlen einen offenen und nahen Kontakt zum Pflegeempfänger behindern kann und zudem langfristig kräftezehrend ist (vgl. Kap. 4.2.4). In diesem Zusammenhang ist es im therapeutischen Prozess besonders wichtig, dass neben der Förderung der Akzeptanz von Verlusten gleichzeitig an einer energiegebenden und ressourcenstärkenden Selbstfürsorge gearbeitet wird (vgl. Kap. 4.2.4 und Kap. 4.2.10).

Für die meisten Angehörigen ist das Akzeptieren der Erkrankung ein schrittweiser Prozess, der auch immer wieder unterbrochen sein kann von hoffnungsvollen Gedanken auf eine mögliche Verbesserung (z. B. bei terminalen Tumorerkrankungen oder Demenz). Eine Haltung von „radikaler Akzeptanz" nach Linehan (2014) kann für manche Angehörige zu belastend und überfordernd sein. Für diese Angehörige kann es hilfreicher sein, kurzfristig mit den jeweiligen Anforderungen des Tages einen Umgang zu finden und über einen längeren Prozess eine annehmende Haltung hinsichtlich der Erkrankung zu entwickeln. So gilt es, behutsam zu thematisieren, welche Haltung für die jeweiligen Angehörigen in welchem Stadium der Pflegesituation passend ist.

Übergreifend können folgende zentrale Ziele (vgl. Kasten) der Akzeptanz- und Commitment-Therapie für pflegende Angehörige formuliert werden.

Ziele der Akzeptanz- und Commitment-Therapie für pflegende Angehörige (aus Wilz, Reiter & Risch, 2017)

- Das Familienmitglied zu pflegen und gleichzeitig das Leben so weit wie möglich entsprechend persönlicher Werte und Ziele zu leben.
- Veränderung beeinflussbarer Hindernisse, die dem Leben nach den eigenen Werten im Wege stehen.
- Verbesserung der Akzeptanz von unveränderbaren Aspekten der Pflegesituation (reale Situationen, internale Erlebnisse, wie bestimmte Gefühle und Gedanken) und Verringerung der Gefühlsvermeidung.

4.2.2 Veränderung pflegebezogener dysfunktionaler Kognitionen

Dysfunktionale Gedanken und Bewertungen können die Pflegesituation erheblich erschweren. An erster Stelle sind Verpflichtungs- und Schuldgefühle zu nennen, die zu einem erhöhten Belastungserleben im Vergleich zu positiven Motiven der pflegerischen Versorgung beitragen können. So bestehen häufig dysfunktionale Gedanken, wenn eigene Bedürfnisse verfolgt werden, beispielsweise befürchten die Angehörigen dann, dass es dem Pflegeempfänger in ihrer Abwesenheit sehr schlecht geht (z. B. „*Ich habe ein schlechtes Gewissen mir etwas Gutes zu tun, während es meinem Mann zu Hause schlecht geht.*") oder dass der Pflegeempfänger etwas gegen externe Betreuung/Pflege einwenden könnte. Auch eine ambivalente oder negative Einstellung zur Pflegerolle sowie ein perfektionistisches Pflegeideal können das Belastungserleben potenzieren. Tabelle 1 zeigt einige typische dysfunktionale Gedanken von pflegenden Angehörigen (aus Wilz et al., 2015, S. 55).

Kognitive Umstrukturierung

Die beschriebenen, oft lähmenden und entmutigenden Gedanken, können mittels kognitiver Umstrukturierung verändert werden. Dabei werden die bekannten Strategien wie Identifikation dysfunktionaler Denkmuster und Annahmen, Disputation der dysfunktionalen Annahmen (Sokratischer Dialog) einschließlich Vorstellungsübungen, Entwicklung von alternativen, hilfreichen Gedanken sowie die Vermittlung des ABC-Modells eingesetzt.

Zu Beginn wird den Angehörigen der Einfluss von Gedanken auf ihre emotionale Befindlichkeit und ihr Belastungserleben verdeutlicht. Es wird erarbeitet, dass negative Gedanken Anspannung und unangenehme Gefühle auslösen, und dass diese Gefühle wiederum bestimmte Verhaltensweisen bedingen können.

Tabelle 1: Beispiele für typische pflegebezogene dysfunktionale Gedanken und Einstellungen aus Wilz et al., 2015, S. 55

Pflichtgefühl und Perfektionismus in der Pflege	• Ich muss immer für meinen Angehörigen verfügbar sein. • Ich bin für die Pflege allein verantwortlich. • Ich bitte erst um Unterstützung, wenn ich selbst nicht mehr kann. • Mir darf es nur gut gehen, wenn es ihm gut geht. • Ich empfinde es als eine Herabwürdigung für meinen Angehörigen, wenn eine Pflegekraft ins Haus kommt. • Ich darf bei der Pflege keine Fehler machen. • Manchmal denke ich, dass ich ein schlechter Mensch bin, weil ich das alles nicht besser schaffe. • Ich kann seine Pflege niemand anderem zumuten, ich bin ihm vertraut und kenne ihn am besten.
Schuldgefühle	• Manchmal denke ich, dass ich an der Erkrankung meines Angehörigen mit schuld sein könnte. • Ich habe Schuldgefühle, wenn ich ihn in die Tagespflege gebe. • Wenn es meinem Angehörigen nicht gut geht, mache ich mir Vorwürfe. • Ich bin schuld, wenn sie nicht mehr essen will. Vielleicht habe ich mich nicht gut genug gekümmert. • Ich kann meine Freizeit nicht genießen, während mein hilfsbedürftiger Ehemann zu Hause auf mich wartet. • Ich könnte die Schuldgefühle nicht aushalten, wenn ich meinen Angehörigen ins Heim geben würde.
Fehlinterpretationen von Persönlichkeitsveränderungen und Verhaltensauffälligkeiten	• Mein Angehöriger könnte mir dankbarer dafür sein, dass ich immer für ihn da bin. • Mein Angehöriger macht mir mit Absicht das Leben schwer. • Mein Angehöriger strengt sich nicht richtig an. Wenn andere da sind, kann er ja auch. • Er weiß ja eigentlich, wo alles liegt. Er will nur bedient werden.
Schamgefühle und Verleugnung	• Mein Angehöriger macht uns beide lächerlich mit seinem Verhalten. • Es wäre mir peinlich, wenn andere ihn so sehen. Daher möchte ich keinen Besuchsdienst. • Es soll keiner merken, dass er krank ist. • Im Winter geht es ihm meist schlechter. Im Frühjahr wird es sicher wieder besser, wenn wir wieder mehr draußen im Garten sein können.

Die mittels Sokratischem Dialog und Geleitetem Entdecken erarbeiteten Gedanken- und Verhaltensalternativen sollten im Therapieverlauf zunehmend in der individuellen Lebenssituation etabliert werden (Transfer). Neben diesen Strategien kann die Therapeutin auch mit spezifischen Vorstellungstechniken arbeiten (Identifikation der Gedanken im Rahmen von Imaginationsübungen, imaginatives Erleben der Situation mit alternativen Gedanken). Da die Durchführung der Standardtechniken des kognitiven Umstrukturierens als bekannt vorausgesetzt wird, werden im Folgenden nur die wichtigsten Themenbereiche dysfunktionaler Gedanken bei pflegenden Angehörigen vorgestellt.

Entscheidung zur Übernahme der Pflege

Verbindung zu den persönlichen Werten herstellen

Pflegende haben sich häufig bewusst für die Übernahme der Pflegeaufgabe entschieden (vgl. Kap. 2.1), verlieren aber in der Pflegeroutine mit der Zeit den Kontakt zu den Werten, die zu dieser Entscheidung geführt haben. Für diese Angehörigen kann es im Sinne einer Ressource sehr bedeutsam sein, wenn wieder ein Bezug zu diesen persönlichen Werten hergestellt wird (siehe hierzu auch die Karte „Fragen zur Exploration von Werten und persönlichen Bedürfnissen" am Ende des Buches). Andere Pflegende haben die Pflege unhinterfragt übernommen. Für ein Reflektieren der Konsequenzen für das eigene Leben und die Gesundheit bleibt im Pflegeverlauf oft aufgrund der zeitlichen und psychischen Eingebundenheit kein Raum. Für eine Veränderung dieses Überforderungserlebens ist somit das Hinterfragen der Pflegerolle notwendig. Hierbei eine selbstbestimmte Position zu entwickeln, kann das eigene Kontrollerleben fördern und helfen, eine positive Haltung zur Pflege zu finden.

Hilfreiche Fragen in diesem Kontext sind (aus Márquez-Gonzáles, Romero-Moreno & Losada, 2010, S. 37–49):

- „Warum wollen Sie Ihren Angehörigen weiterhin pflegen?"
- „Wie wurden Sie zum pflegenden Angehörigen?"
- „Haben Sie sich für die Pflegeübernahme aus freien Stücken selbst entschieden?"
- „Aus welchen Gründen haben Sie diese Rolle übernommen?"
- „Wenn es eine perfekte professionelle Pflegekraft für Ihren Angehörigen gäbe, würden Sie die Pflege und Betreuung an diese Person abgeben?"
- „Würden Sie gerne nicht mehr die Hauptpflegeperson sein?"
- „Erleben Sie positive Gefühle und Erfahrungen durch die Pflege Ihres Angehörigen?"
- „Welcher Art sind diese positiven Erlebnisse?"

Durch die Disputation der Pflegemotivation soll für die Angehörigen eine innere Klarheit entstehen, die auch das Wissen über die eigene Belastungsgrenze beinhaltet, manchmal entwickelt sich auch eine generelle Neuorientierung hinsichtlich der Lebensziele und Prioritäten. Eine besonders positive Haltung kann sich entwickeln, wenn Angehörige die Pflege als Lebenssinn oder persönliche Reifung betrachten können. Auch die Abgabe der Pflege und Entscheidung zur institutionellen Pflege kann für manche Angehörigen als adäquate und gute Lösung erarbeitet werden.

Rollenveränderungen

Das Akzeptieren der neuen Rolle und die Identifikation mit den Rollenveränderungen stellt meist eine schwierige Aufgabe für pflegende Angehörige dar. Dysfunktionale Bewertungen können diese Anpassungsleistung erschweren und zu kräftezehrenden inneren Konflikten führen.

Pflegende Kinder stehen vor der Herausforderung, die Rolle zu ihren Eltern neu definieren zu müssen (vgl. Kap. 2.2). Zu akzeptieren, dass die Eltern hilfsbedürftig sind, bedeutet ein Abschiednehmen und eine Loslösung von der Vorstellung bei Bedarf elterlichen Rückhalt, Unterstützung und Fürsorge zu erhalten. Perrig-Chiello und Höpflinger (2012, S. 140) bezeichnen dies als „Prozess der Überwindung der Illusion der Sicherheit durch die Eltern". Dieser Prozess wird auch als filiale Krise, bzw. die erfolgreiche Bewältigung als filiale Reife bezeichnet. Folgende therapeutische Ziele werden bezüglich dieser Thematik daher verfolgt: Verantwortung für die Eltern zu übernehmen, Entscheidungen für diese treffen und sich dabei abgrenzen zu lernen sowie diese Veränderungen ohne Schuldgefühle zu erleben. Die pflegenden Kinder hierbei zu unterstützen, eine emotional autonome und eigenverantwortliche Haltung einnehmen zu können, ist eine wesentliche therapeutische Aufgabe, welche u.a. mittels kognitiver Umstrukturierung erreicht werden kann.

Filiale Reife

Bei pflegenden Ehepartnern kann das Treffen von Entscheidungen oder das Übernehmen von Aufgaben für den pflegebedürftigen Partner zum Erleben von Inkongruenz mit der Partnerrolle und diesbezüglich zu belastenden Konflikten führen (vgl. Kap. 2.2). Die Inkongruenz zwischen den Pflegeaufgaben und den bisherigen partnerschaftlichen Werten kann Versuche auslösen, diese Inkongruenz zu mindern und den damit verbundenen Stress zu reduzieren. Gelöst werden kann diese kräftezehrende Belastungssituation durch eine Änderung der bisher gleichberechtigten ehelichen Identität hin zu einer pflegerischen Beziehung mit neuen Standards des Miteinanders (vgl. Kap. 4.2.6). Ehepartner von Menschen mit kognitiven Einschränkungen sind hierbei besonders gefordert, Abschied von einer gleichberechtigten Beziehung zu nehmen hin zu einer „fürsorglichen Autorität".

Inkongruenz mit der Partnerrolle

Diese Rollenveränderungen werden in der Regel von den Ehepartnern nicht thematisiert. Im therapeutischen Vorgehen wird daher zunächst exploriert,

Rollenveränderungen

welche Veränderungen die neue Rolle mit sich bringt, ggf. auch welche Vor- und Nachteile sich dadurch ergeben. Zudem ist es wichtig, dass Fertigkeiten und Unterstützungsmöglichkeiten, welche die neue Rolle erfordert bzw. erleichtert, besprochen und aufgebaut werden. Die Angehörigen sollen Sicherheit und Selbstvertrauen im Umgang mit den veränderten Rollenverhältnissen gewinnen und Zuversicht erlangen, diesen gerecht werden zu können. Die dadurch neu oder wieder erworbenen Kompetenzen sind zudem eine wertvolle Stärkung der Ressourcen und des Selbstwerts. Diese Neudefinition kann zudem vor unrealistischen Erwartungen dem Pflegebedürftigen gegenüber schützen, die wiederum die Beziehung stark belasten und beeinträchtigen können.

Perfektionistisches Pflegeideal und Schuldgefühle

Bei vielen Angehörigen ist ein perfektionistischer Anspruch an die eigene Pflegeleistung festzustellen. Damit verbunden ist häufig ein schlechtes Gewissen, Hilfe in Anspruch zu nehmen und sich Erholungszeiten zu erlauben. Weiterhin können Schuldgefühle entstehen, weil das selbst gesetzte Pflegeideal nicht eingehalten werden konnte und beispielsweise nicht genügend Geduld dem Gepflegten gegenüber aufgebracht wurde. Häufig entstehen Schuldgefühle auch während oder nach eigenen entspannenden und freudvollen Aktivitäten, in die der Pflegempfänger nicht integriert wurde. Auch Überlegungen, institutionelle Unterbringung perspektivisch in Anspruch zu nehmen oder eine Mitschuld an der Erkrankung zu tragen, können massive Schuldgefühle auslösen. Das Miterleben des Leidens des Pflegeempfängers oder auch die eigene Erschöpfung können dazu führen, dass sich Angehörige den Tod des Pflegeempfängers wünschen, auch diese Gedanken können belastende Schuldgefühle verursachen.

Belastendes Pflegeideal

Mittels kognitiver Techniken werden die belastenden Schuld- oder Schamgefühle identifiziert und disputiert. Dadurch kann beispielsweise der Anspruch an sich selbst verändert und das belastende „schlechte Gewissen“ reduziert werden (vgl. Kap. 4.2.2 und Kap. 4.2.4). Die Etablierung alternativer Bewertungen in den Alltag ist ein kontinuierlicher Prozess, der sukzessive dazu führen kann, dass die Angehörigen gelassener reagieren und sich mehr Selbstfürsorge erlauben können (siehe Beispiele in Wilz et al., 2015, S. 100–103). Insbesondere Verhaltensexperimente können den Angehörigen neue Erfahrungen mit den erarbeiteten Alternativgedanken und deren Wirkung auf die Stimmung ermöglichen.

Welche positiven Veränderungen hilfreiche Gedanken auf das eigene Empfinden und Verhalten haben, illustrieren die folgenden Aussagen von pflegenden Angehörigen:

„Bei auftretenden Problemen weiß ich jetzt, dass ich das nicht allein bewältigen muss, sondern ich suche mir Hilfe."

„Den eigenen Anspruch an perfekte Lösungen zu verringern, war eine wichtige und hilfreiche Erfahrung."

„Ich habe gelernt, mit mehr Abstand (wie aus der Sicht einer Freundin) die Probleme zu betrachten. Die Gefühle frei von Wertung oder Angst zuzulassen und bewusst zu machen."

Schuldgefühle

Zu beachten ist jedoch, dass Schuldgefühle auch berechtigt sein können, z. B. weil verbale oder physische Gewalthandlungen oder Vernachlässigung in der Pflege vorkommen. Auch unangemessenes Verhalten, das in früheren Lebensphasen stattgefunden hat, kann andauernde Schuldgefühle verursachen, wenn keine Klärung mit dem Pflegeempfänger erfolgte bzw. aktuell nicht mehr möglich ist. Im therapeutischen Gespräch werden die Angehörigen darin unterstützt, ein klares Bekenntnis zu dieser Schuld vorzunehmen. Im nächsten Schritt können Möglichkeiten der Entschuldigung und Sühnehandlungen besprochen werden. Diese Handlungen können auch dann entlastend sein, wenn der Pflegeempfänger auf diese nicht mehr reagieren kann.

4.2.3 Problemanalyse und Problemlösen

Pflegende Angehörige besitzen in der Regel umfassende Lebenserfahrungen und Copingstrategien, welche jedoch aufgrund der Fülle an Belastungen manchmal nicht genutzt werden. Spezifische individuelle Faktoren können eine aktive Problemlösung ebenfalls behindern. Die effektiven verhaltenstherapeutischen Basistechniken der Verhaltensanalyse und des Problemlösetrainings können daher für die Arbeit mit pflegenden Angehörigen sehr gewinnbringend eingesetzt werden.

Problemstrukturierung und Problemanalyse

Problemstrukturierung

Mittels des Problemlösetrainings können vielfältige und unübersichtliche Anforderungen sehr gut strukturiert und in Teilprobleme untergliedert werden. Dadurch gewinnen die Angehörigen einen Überblick sowie die Zuversicht für eine schrittweise Bewältigung. Für die strukturierte Erfassung von Problembereichen kann ein Vorgehen mittels Problemkarten, die prägnant potenzielle pflegebezogene Stressoren benennen, hilfreich sein (siehe GKV Spitzenverband, 2018). Die pflegenden Angehörigen sehen beim „Kartenlegen" zum einen, dass Herausforderungen und Schwierigkeiten in der Pflege normal sind, aber auch, dass potenzielle Herausforderungen nicht unterschiedslos als gleich belastend wahrgenommen werden. Diese Differenzierung ermöglicht es den Angehörigen, sowohl besonders drängende Problembereiche als auch gut bewältigte Herausforderungen zu identifizieren. Des Weiteren können allein oder mit Unterstützung der Therapeutin Problembereiche hierarchisiert und zusammenhängende Problembereiche identifiziert werden (z. B. Inkontinenz des Pflegebedürftigen, Schlafstörungen, Energielosigkeit, gereizter und aggressiver Umgang miteinander). Einzelne Karten können bei Angehörigen, die dazu neigen, schnell von einem Thema zum andern zu springen, im weiteren Gespräch auch als visuelle Anker verwendet werden, die den Angehörigen und Therapeutinnen helfen, das Gespräch besser zu fokussieren.

Im gesamten Lösungsprozess sollte eine positive Problemorientierung und Veränderungsmotivation gefördert werden. Hierfür kann eine differenzierte Analyse von Faktoren, die eine entlastende Veränderung möglicherweise behindern (z. B. familiäre Erwartungen, vgl. Kap. 4.2.6) hilfreich sein. Meist stehen jedoch dysfunktionale Bewertungen einer effektiven Problembewältigung entgegen (vgl. Kap. 4.2.2). Mittels Verhaltensanalysen auf der Mikroebene kann geklärt werden, wie die Angehörigen in schwierigen Pflegesituationen reagieren, wie sie diese bewerten und welche Konsequenzen ihr Verhalten zum Beispiel auf den Gepflegten hat. Dabei werden die spezifischen Auslösefaktoren, Kontextbedingungen und Reaktionen der Angehörigen (kognitiv, emotional, körperlich) sowie die Verhaltenskonsequenzen herausgearbeitet (SORK-Schema). Nachdem die Auslöser und aufrechterhaltenden/verstärkenden Bedingungen analysiert wurden, können Ansatzpunkte für konstruktive Veränderungen mit den Angehörigen besprochen werden.

Mikroanalysen

Suche, Bewertung und Planung von Lösungswegen

Vor der konkreten Suche nach Lösungswegen ist prinzipiell jeweils zu klären, ob eine Veränderung der geschilderten Probleme möglich ist oder ob es um Problemsituationen geht, die eine bessere Akzeptanz der eigenen Empfindungen und Gedanken (z. B. Umgang mit Trauer und Zukunftssorgen) betreffen. Zudem ist zu beachten, dass die Ziele realistisch und im Rahmen der Therapie besprechbar und erreichbar sind. Bei der Generierung von Lösungsmöglichkeiten sollten die Angehörigen angeregt werden, möglichst vielfältige, neue und kreative Ideen zu generieren, wie die folgende Aussage einer Angehörigen illustriert:

„Wege zu gehen, die ich vorher nie für möglich gehalten hätte."

Pro-Kontra-Tabelle

Nach Abschluss der Sammlung von Lösungsmöglichkeiten können diese mittels einer Pro-Kontra-Tabelle bewertet werden. In manchen Fällen kann es ausreichen, die Vorschläge mit den Angehörigen lediglich zu disputieren. Entscheidet sich die Therapeutin für eine vollständige Abfolge des Problemlösetrainings, kann die übliche Reihenfolge der Therapieschritte verfolgt werden (vgl. Kasten):

Problemlöseschritte

1. Problemdefinition und -formulierung
2. Kurzbeschreibung der gesetzten Ziele
3. Sammlung von Lösungsmöglichkeiten
4. Bewertung der Lösungsmöglichkeiten
5. Planung und Umsetzung der Lösungsmöglichkeiten
6. Überprüfung

Umsetzung und Transfer

Haben sich durch die Methode des Problemlösetrainings Möglichkeiten ergeben, wie eine belastende Pflegesituation verändert werden kann, ist deren Umsetzung (z. B. mittels Wochenplan) konkret zu organisieren. Kontinuierlich sollten die Angehörigen in den Folgesitzungen gebeten werden, ihre Erfahrungen bei der Umsetzung der Problemlösung zu reflektieren. Jeder Umsetzungsversuch ist dabei durch die Therapeutin zu verstärken und den Angehörigen sollte ausreichend Zeit eingeräumt werden, um über diese Erfahrungen zu berichten. Bestehen bei den Angehörigen Vorbehalte hinsichtlich der Umsetzbarkeit der Lösung, kann es hilfreich sein, das Ausprobieren der neuen Verhaltensweisen als Experiment zu betrachten, das jederzeit verändert oder beendet werden kann. Vor allem Hindernisse wie *Zeitmangel* sollten intensiv nachbesprochen werden. Häufig melden Angehörige zurück, dass sie die Ausführung „vergessen“ hätten oder sich im stressigen Pflegealltag doch keine Möglichkeit „ergeben habe“, die Veränderungen auszuprobieren. An dieser Stelle sollte mit den Angehörigen über ihre persönlichen Bedürfnisse (Wertehierarchie) gesprochen und exploriert werden, wie wichtig ihnen diese sind und welche Konsequenzen eine Nicht-Verwirklichung langfristig nach sich ziehen würde (vgl. Kap. 4.2.4).

Transfer

Wertehierarchie

Auch die Stärkung von sozialen Kompetenzen kann in der therapeutischen Arbeit notwendig sein, um zu lernen, sich Freiräume von der Pflege zu schaffen, Hilfe von anderen zu erbitten oder konstruktiv Konflikte ansprechen zu lernen.

Zusammenfassend soll das angeleitete Durchlaufen des Problemlöseprozesses den Angehörigen helfen, für die sich *fortwährend* verändernden Bedingungen der Pflege ein Modell zur Lösung zukünftiger Anforderungen verfügbar zu haben (Hilfe zur Selbsthilfe). Hilfreich für diesen Transfer sind erlebte Erfolgserlebnisse beim Problemlöseprozess, daher sollte bei der Auswahl der Probleme auf deren Eignung für diese Interventionsstrategie sowie auf den passenden Transfer in den Alltag geachtet werden.

4.2.4 Selbstfürsorge, Werteorientierung und Akzeptanz

Barrieren der Selbstfürsorge

Damit Angehörige die Pflege langfristig bewältigen können und nicht selbst aufgrund der permanenten Anforderungen erkranken, hat die Förderung der Selbstfürsorge höchste Priorität. Allerdings stehen diesem Ziel vielfältige Barrieren entgegen, insbesondere die bereits in Kapitel 4.2.2 hervorgehobenen dysfunktionalen Schemata bezüglich eines hohen Pflegeideals, Schuldgefühle, sich selbst etwas Gutes zu tun, oder fehlende Unterstützung und Alternativen zur häuslichen Pflege. Hinzu kommt, dass die Planung von Freiräumen häufig die Organisation von Fremdbetreuung erfordert, was für viele pflegende Angehörige bereits eine große Hürde darstellt (vgl. Kap. 4.2.2 und Kap. 4.2.5).

Interventionsstrategien zur Förderung der Selbstfürsorge

Hinsichtlich fehlender Unterstützung kann mittels Psychoedukation und Problemlösetraining versucht werden, professionelle und informelle Hilfsmöglichkeiten zu schaffen wie in Kapitel 4.2.3 beschrieben. Stehen der Annahme von Hilfe dysfunktionale Gedanken entgehen oder fällt es den Angehörigen schwer, um Hilfe zu bitten, können mittels kognitiver Umstrukturierung (vgl. Kap. 4.2.2) und Rollenspiel die Voraussetzungen zur Inanspruchnahme geschaffen werden. In diesem Zusammenhang kann es sehr hilfreich sein, den Angehörigen zu vermitteln (beispielsweise mittels des Waagemodells, Wilz et al., 2015, S. 93), dass die Pflege langfristig nur bewältigbar ist, wenn sie selbst gesund bleiben und sich nicht verausgaben. Weiterhin kann verdeutlicht werden, dass es in einem ausgeglichenen, gesunden Zustand sehr viel leichter fällt, gelassen in schwierigen Pflegesituationen zu reagieren und neue Anforderungen zu meistern.

Wichtige Aspekte bei der Etablierung von Selbstfürsorge

- Gesundheitsbezogene Aspekte wie ausreichender Schlaf, gesunde Ernährung und Bewegung,
- Identifikation von Pflichten, die abgegeben werden können oder weniger relevant sind bzw. nicht regelhaft durchgeführt werden müssen,
- Veränderung der Tagesstruktur, um mehr Freiräume zu schaffen,
- Auswahl von Aktivitäten, die leicht in den Alltag integrierbar sind und gegebenenfalls mit dem Pflegeempfänger zusammen erlebt werden können,
- Erleichterungen des Transfers durch verschiedene Erinnerungshilfen, die gut sichtbar bzw. zugänglich sind (z. B. Memos im Handy, Beschriftungen in der Wohnung),
- Festlegung von Routinen, regelhaften Aktivitäten jeweils zu einer bestimmten Tageszeit oder an einem bestimmten Wochentag,
- Organisation von gemeinsamen regelmäßigen Terminen mit Freunden oder Familienmitgliedern.

Oftmals scheitern jedoch die Versuche, selbstfürsorgliche Aktivitäten in den Alltag zu etablieren, trotz Anwendung der beschriebenen psychotherapeutischen Strategien. So führen Interventionen zum Aufbau positiver Aktivitäten anhand von Wochenplänen und die konkrete Festlegung von Aktivitäten und Zielen oft nicht zur gewünschten Verhaltensänderung. Angehörige berichten dann, sie hätten keine Zeit gefunden, wären zu erschöpft gewesen oder hätten die Vorhaben aufgrund der vielfältigen Anforderungen einfach vergessen.

Probleme bei der Verhaltensänderung

Manche Angehörige können sogar kaum noch benennen, was für sie wohltuend und entlastend wäre, wie das folgende Zitat einer pflegenden Tochter verdeutlicht:

> *„Es war schon ein Abgrund, zu erkennen, dass ich überhaupt nicht weiß, was ich in der gewonnen freien Zeit eigentlich tun soll."*

Um dennoch selbstfürsorgliche Verhaltensänderungen erreichen zu können, hat sich ein spezifisches Vorgehen als besonders hilfreich gezeigt – die Fokussierung auf persönliche Werte und Lebensziele im Sinne der Akzeptanz- und Commitment-Therapie (siehe Márquez-Gonzáles et al., 2010). Mit diesem Ansatz kann eine Neuorientierung in der Pflege gelingen, die es den Angehörigen erleichtert, auf ihre Bedürfnisse zu achten (Wilz, Reiter & Risch, 2017).

Reflektion der Lebensziele und Werte

Lebensziele und Werte

Bei pflegenden Angehörigen sind die eigenen Lebensziele und Werte oftmals in den Hintergrund getreten. Auch im Zusammenhang mit der Pflegemotivation stehende Werte wie beispielsweise Verbundenheit oder Altruismus sind oftmals nicht (mehr) präsent. Manchen Angehörigen fällt es regelrecht schwer, ihre persönlichen Werte zu benennen und sich wieder in Erinnerung zu rufen (siehe hierzu auch die Karte „Fragen zur Exploration von Werten und persönlichen Bedürfnissen" am Ende des Buches). Daher werden in einem ersten Schritt die wichtigsten Werte erfragt bzw. erarbeitet und in eine Rangfolge gebracht. Im nächsten Schritt wird erörtert, inwieweit diese zur Pflegeverantwortung passen und mit den Pflegeanforderungen vereinbar sind. Angesichts der wenigen frei verfügbaren Zeit, die pflegende Angehörige haben, ist eine Prioritätensetzung oftmals sehr wichtig, um die persönlich bedeutsamsten Werte im Leben herauszukristallisieren.

Folgende Fragen können für diese Werteorientierung genutzt werden:

- „Welche Bereiche Ihres Lebens geben Ihnen Kraft? Was waren früher (z. B. vor der Erkrankung Ihres Angehörigen) wichtige Bereiche Ihres Lebens?"
- „Gibt es etwas, was Ihnen am Herzen liegt, aber wofür Ihnen jetzt oft die Zeit fehlt?"

Angehörigen fällt es mit dieser Bewusstheit ihrer persönlichen Werte in der Regel sehr viel leichter, darauf bezogene Bedürfnisse zu leben und wieder in den Alltag zu etablieren. Die Wahrnehmung und erneute Verbindung mit diesen Werten kann zudem als sehr wirkungsvolle Ressourcenaktivierung betrachtet werden.

Bei der werteorientierten Suche und Auswahl selbstfürsorglicher Aktivitäten ist zu beachten, dass diese langfristig aufrechterhalten werden können und potenziellen „Rückfällen" in bekannte Verhaltensmuster vorgebeugt wird. Dies gilt insbesondere für unvorhergesehene Situationen (z.B. akute Erkrankung des Pflegebedürftigen) und Situationen, in denen sich Geplantes nicht in der gewünschten Weise umsetzen lässt (z.B. Pflegebedürftiger lehnt die ausgewählte Fremdbetreuung ab) oder ein situativ flexibles Handeln erforderlich ist (z.B. in Anpassungsphasen, in denen neue Versorgungsroutinen etabliert werden müssen).

Erläuterung der Folgen von Gefühlsvermeidung

Den Angehörigen wird zudem erklärt, dass der Versuch, belastende Gedanken und Gefühle vermeiden und kontrollieren zu wollen („Experiental Avoidance"), meist wenig erfolgreich ist und es langfristig entlastender ist, diese Gefühle anzunehmen. Mithilfe von Metaphern kann diese Annahme noch besser veranschaulicht werden; so eignet sich die Vorstellung eines mit Luft gefüllten Ballons, den die Angehörigen versuchen sollen, unter Wasser zu drücken. Der Ball (der sinnbildlich für die unterdrückten Gefühle steht) wird immer wieder an die Wasseroberfläche kommen. Zudem ist es kraftaufwendig, diesen unter Wasser zu halten (siehe Wilz et al., 2017). Dieses Begreifen der Sinnlosigkeit der bisherigen Kontrollversuche wird als „kreative Hoffnungslosigkeit" bezeichnet und kann eine Distanzierung von Vermeidungsversuchen bewirken.

Experiental Avoidance

Kreative Hoffnungslosigkeit

Mittels dieser neuen Haltung können wohltuende, freudvolle Aktivitäten erlebt werden *trotz* dabei aufkommender unangenehmer Gedanken und Gefühle wie Angst, Sorgen oder Schuld. Die Angehörigen lernen, dass diese Gefühle ihr Handeln nicht bestimmen müssen. Unterstützend kann für dieses Ziel die Übung „Aus einem Aber ein Und machen" (Eifert, 2011) genutzt werden. Akzeptanz kann den Angehörigen somit ermöglichen, wieder neue Energie zu gewinnen und Veränderungen in ihrem Leben vorzunehmen, wie beispielsweise allein ins Theater zu gehen, obwohl dies sonst immer eine gemeinsame Aktivität mit dem (nun pflegebedürftigen) Partner war (weiterführend siehe Wilz et al., 2017).

Die folgenden Zitate illustrieren beispielhaft die Wirkung einer werteorientierten und akzeptierenden Haltung auf das Wohlbefinden der Angehörigen:

„Einmal wöchentlich in die Seniorentheatergruppe zu gehen, mit gutem Gewissen abzuschalten und mich nur auf mich selbst zu konzentrieren, gelingt mir schon recht gut."

„Ich gebe mir Mühe, Freiräume für mich zu erhalten: Englischkurs, Chor und gelegentlich Schwimmen. Die Erkenntnis, dass ich mich nicht völlig aufgeben darf, wenn ich durchhalten will, dass das sogar zwingend ist."

„Durch die Gespräche habe ich gelernt, mehr auf mich zu achten und etwas für mich zu tun. Das versuche ich auf keinen Fall aus dem Blick zu verlieren. Das Wort Achtsamkeit hat für mich eine ganz besondere Bedeutung bekommen!"

4.2.5 Förderung der Inanspruchnahme professioneller Unterstützung

Die häusliche Pflege und Betreuung sind ohne personelle Unterstützung langfristig nur schwer aufrechtzuerhalten. Unsere bisherigen Erfahrungen, aber auch die Literatur zeigen, dass viele Entlastungs- und Beratungsangebote aus unterschiedlichen Gründen nicht in Anspruch genommen werden (z. B. weil Leistungen nicht bekannt sind, aus Scham- oder Pflichtgefühl oder weil die Regelungen zu kompliziert sind; Bestmann et al., 2014). Daher ist es wichtig, dass pflegende Angehörige konkrete Informationen zu Entlastungsangeboten erhalten und Barrieren der Inanspruchnahme abgebaut werden (siehe hierzu auch die Karte „Fragen zur Exploration der sozialen und professionellen Unterstützung" am Ende des Buches).

Barrieren der Inanspruchnahme

Die Exploration der aktuell vorhandenen Unterstützung kann anhand der folgenden hilfreichen Einstiegsfragen (aus Wilz et al., 2015, S. 121) erfolgen:

- „Die Betreuung kostet viel Kraft. Wer unterstützt Sie dabei?"
- „Sie leisten sehr viel. Wenn Sie einmal Unterstützung brauchen: Wer gibt Ihnen diese?"
- „Wie hilft sie/er Ihnen?"
- „Was übernimmt sie/er für Sie?"
- „Mit welchen professionellen Unterstützungsangeboten haben Sie bereits Erfahrungen gesammelt?"
- „Was wünschen Sie sich in Ihrer Situation an Unterstützung?"
- „Stellen Sie sich vor, es gäbe das perfekte Entlastungsangebot für Sie: Wie würde das aussehen?"

Wird im Gespräch deutlich, dass keine angemessene Unterstützung vorliegt, sollten die Ursachen für die geringe Inanspruchnahme eruiert werden.

Beispiele für typische Barrieren der Inanspruchnahme (aus Wilz et al., 2015, S. 122)

- Der Pflegeempfänger lehnt andere Unterstützungspersonen ab, oder diese Haltung wird antizipiert.
- Schwierige organisatorische, materielle oder situative Gegebenheiten (z. B. fehlende oder zu weit entfernte Angebote im ländlichen Raum).
- Fehlende Informationen über Möglichkeiten und Rechte sowie Ansprechpartner von Hilfe.
- Probleme mit professionellen Einrichtungen und Behörden.
- Enttäuschende Erfahrungen mit Hilfsangeboten in der Vergangenheit.
- Sorge, Fremden einen Einblick in die Privatsphäre geben zu müssen.

Hauptsächlich sind jedoch dysfunktionale Gedanken wie in Kapitel 4.2.2 beschrieben die Ursache für eine fehlende Inanspruchnahme.

Stärkung der Kommunikationsfertigkeiten

Neben der anzuwendenden kognitiven Umstrukturierung (vgl. Kap. 4.2.2) kann auch das Verdeutlichen von Vor- und Nachteilen professioneller Hilfe nützlich sein sowie das Rollenspiel, um soziale Ängste bezüglich des Ansprechens von Hilfebedarf abzubauen und Kommunikationsfertigkeiten zu stärken. Es können jedoch auch aufgrund der Ablehnung des Unterstützungsangebots durch den Pflegeempfänger Probleme entstehen. Auch hier kann in Rollenspielen das Äußern des eigenen Entlastungsbedürfnisses und Möglichkeiten externer Unterstützung gegenüber dem Pflegebedürftigen geübt werden.

Beispielfragen zur Erfassung von Vor- und Nachteilen, wie sie von Wilz et al. (2015, S. 123) formuliert werden, wären:

- „Welche Vorteile hat es, dass Ihre/Ihren Angehörige(r) nur von Ihnen betreut wird?"
- „Welche negativen Konsequenzen hat es, dass Sie Ihre/Ihren Angehörige(n) allein pflegen?"
- „Was spricht dafür, ein Hilfsangebot in Anspruch zu nehmen?"
- „Welche ungünstigen bzw. negativen Konsequenzen hätte es, eine Hilfe in Anspruch zu nehmen?"

Pflegebezogene Entlastungs- und Beratungsangebote

Um den pflegenden Angehörigen bei der Inanspruchnahme professioneller Beratungsangebote zu unterstützen, ist es hilfreich, wenn die Psychotherapeutin über die (lokal) zur Verfügung stehenden Versorgungsformen bzw. Möglichkeiten der entsprechenden Fachberatung im Bilde ist. In einer von uns im Jahr 2015 durchgeführten anonymen schriftlichen Umfrage, an der 93

Psychotherapeutinnen aus verschiedenen Bundesländern und Settings wie Praxen (59,2 %) oder Hochschul- und Weiterbildungsambulanzen (38,7 %) teilnahmen, gab die Mehrheit der Befragten an, nur geringe oder keine Kenntnisse bezüglich vorhandener pflegespezifischer Beratungsangebote zu haben. Die geäußerten Wissenslücken umfassten den gesetzlichen Anspruch auf eine Pflegeberatung durch die Pflegekassen (86 %), überregionale telefonische/internetbasierte psychologische oder psychotherapeutische Angebote für pflegende Angehörige (88 %), die Pflegegesetzgebung (80,6 %), kommunale Fachberatungen (63,4 %) oder spezielle Demenzberatungsstellen (52,2 %).

Unterstützungs- und Entlastungsangebote

In diesem Kapitel soll deshalb ein knapper Überblick über die wichtigsten Entlastungs- und Beratungsangebote gegeben werden, die in Tabelle 2 zusammengefasst sind. Hierbei ist zu beachten, dass einzelne Angebote vor allem in ländlichen Regionen unter Umständen nicht verfügbar oder nur schwer zu erreichen sind.

In Tabelle 2 nicht aufgeführt sind die migrantischen Pflegearbeiterinnen, die in vielen Familien eine nicht unerhebliche Bedeutung für die Sicherstellung der häuslichen Pflege haben. So wird geschätzt, dass zwischen 100.000 und 300.000 solcher oft ungeschützten und illegal Beschäftigten in Deutschland tätig sind. Eine solche Versorgungslösung wird vor allem von Angehörigen gewählt, die nicht im selben Haushalt oder Haus wohnen und sich eine permanente Unterstützung weder selbst leisten noch mit Hilfe durch professionelle Dienste (zu akzeptablen Kosten) organisieren können. Ohne die permanente Unterstützung der häufig aus Osteuropa stammenden Pflegearbeiterinnen, die häufig mit professionellen Diensten kombiniert wird, bliebe als Versorgungsform meist nur die stationäre Versorgung. Dieses Thema taucht deshalb ebenfalls regelmäßig in der Psychotherapie von Pflegenden auf. Hilfreich in diesem Zusammenhang sind Informationen zu rechtlichen Bedingungen und Voraussetzungen einer legalen Beschäftigung osteuropäischer Haushaltshilfen, Betreuungskräfte oder Pflegerinnen. Eine gute und aktuelle Zusammenfassung hierzu findet sich auf der Internetseite der Verbraucherzentrale (www.verbraucherzentrale.de).

Beratungsangebote

Die Kosten für zahlreiche der in Tabelle 2 aufgeführten Entlastungsangebote werden in einem gesetzlich definierten Umfang von der gesetzlichen und privaten Pflege- oder Krankenversicherung zumindest teilweise übernommen. Da die zugehörigen sozialrechtlichen Details (z. B. Pflegegeld, Verhinderungspflege, zusätzliche Betreuungs- und Entlastungsleistungen) den Rahmen dieses Buches sprengen würden und überdies kontinuierlich modifiziert werden, soll an dieser Stelle nur auf entsprechende Referenzen bzw. Beratungsmöglichkeiten verwiesen werden. Einen guten und stets aktuellen Überblick zu den Leistungen der Pflegeversicherung bietet die Internetseite des Bundesministeriums für Gesundheit unter der Rubrik Pflege (www.bmg.bund.de). Aufgrund des sehr komplexen Leistungsanspruchs ist den pflegenden Ange-

Tabelle 2: Unterstüzungsangebote zu Hause und außer Haus

Unterstützung zu Hause	
Ambulante Pflege	• Ambulante Pflege • Behandlungspflege (Teil der medizinischen Versorgung) • 24-Stunden-Pflege
Mahlzeitendienste	• Frisch zubereitet und warm angeliefert • Kühlkost frisch zubereitet, ein bis zwei Tage gekühlt haltbar • Tiefkühlkost
Hilfsmittel	• z.B. Sehhilfen, Rollstuhl (siehe auch www.rehadat-hilfsmittel.de)
Pflegehilfsmittel	• z.B. Pflegebett, Toilettenstuhl, Badewannenlifter, Bettpfannen (siehe auch www.rehadat-hilfsmittel.de)
Pflegehilfsmittel zum Verbrauch	• z.B. Einmalhandschuhe, Desinfektionsmittel, saugende Bettschutzeinlagen
Wohnberatung und Wohnumfeldverbesserung	• z.B. barrierefreie Dusche, Türverbreiterung
Hausnotruf/Serviceruf	• Unterschiedliche Servicepakete
Hauswirtschaftliche Hilfen, Nachbarschaftshilfe	• Hilfe im Haushalt • Hilfe bei der Essenszubereitung oder -einnahme • Begleitung z.B. bei Arztbesuchen
Besuchs- und Betreuungsdienste	• Einmal oder mehrmals die Woche durch Freiwillige oder Ehrenamtliche, die z.T. eine Aufwandsentschädigung erhalten • Freiwillige von Besuchsdiensten übernehmen in der Regel keine pflegerischen oder hauswirtschaftlichen Tätigkeiten
Ambulantes Hospiz	• Sterbebegleitung durch professionelle und ehrenamtliche Mitarbeiter in der häuslichen Umgebung
Unterstützung außer Haus	
Betreuungsgruppen	• Betreuungsgruppen für Menschen mit Demenz dienen vorrangig der zeitlichen Entlastung der Angehörigen (ca. 3 bis 4 Stunden)
Tagespflege	• Organisierter Tagesablauf, teilweise mit Hol- und Bringdienst • Kann in der Regel auch nur tageweise in Anspruch genommen werden • Personen, die bettlägerig sind oder an schweren psychischen Störungen leiden, sind für solche Angebote nicht geeignet

Tabelle 2: Fortsetzung

Nachtpflege	• z. B. für Demenzkranke, die nachts besonders aktiv sind, oder Personen, die auch nachts medizinisch behandelt oder überwacht werden müssen
Kurzzeitpflege	• Wenn die notwendige Versorgung und Pflege in der eigenen Wohnung nur zeitweise nicht geleistet oder sichergestellt werden kann
Wohngemeinschaften für Menschen mit Pflegebedarf	• Es wird zwischen selbstverwalteten (in der Regel durch Angehörige und Pflegebedürftige) und an Träger (z. B. Wohlfahrtsverbände) angegliederte Wohngemeinschaften (meist zwischen 6–10 Bewohner) unterschieden
Vollstationäre Pflege	• Manche Heime bieten besondere Pflegeschwerpunkte an (z. B. spezielle Demenzbetreuung, Betreuung für Wachkomapatienten)
Stationäres Hospiz	• Für schwerkranke und sterbende Menschen, die nicht zu Hause betreut werden können

hörigen, sofern diesbezügliche Fragen geklärt werden müssen, auf jeden Fall eine Pflegeberatung zu empfehlen. Ansprechpartner hierfür sind die Pflegeberater der Pflegekassen, lokale Pflegestützpunkte (über 400 in Deutschland im Jahr 2017; einen Überblick gibt die Pflegeberatung Datenbank unter www.zqp.de), kommunale Beratungsstellen, die in der Regel bei den sozialen Diensten oder auch den Gesundheitsämtern angesiedelt sind, aber auch Beratungsangebote etwa von Wohlfahrtsverbänden oder der Unabhängigen Patientenberatung. Die gesetzliche Pflegeberatung (§ 7a SGB XI) gibt nicht nur Auskünfte, sondern ist im Bedarfsfall auch bei der Organisation von Hilfen („Fallmanagement") behilflich. Ältere Menschen mit psychischen Problemen und deren Angehörigen können sich an spezielle gerontopsychiatrische Beratungsstellen wenden. Fachberatungen zum Thema Demenz werden von Beratungsstellen der Deutschen Alzheimer Gesellschaft (www.deutsche-alzheimer.de) beziehungsweise deren Landesverbänden (Adressen finden sich auf den Internetseiten der Landesverbände der Deutschen Alzheimer Gesellschaft) und von lokalen Gedächtnissprechstunden angeboten. Des Weiteren gibt es anonyme Erstanlaufstellen zur Beratung und Unterstützung von Frauen und Männern, die durch Pflege überlastet sind oder bei sich gewalttätiges Verhalten befürchten oder beobachten (www.pflege-gewalt.de).

Angehörigen- und Selbsthilfegruppen

Weitere Möglichkeiten zum Austausch und der Information bieten Angehörigengruppen und Selbsthilfegruppen. Nähere Informationen hierzu finden sich z. B. auf den Internetseiten der Landesverbände der Deutschen Alzheimer Gesellschaft, der Stiftung Deutsche Schlaganfall-Hilfe (www.schlaganfall-hilfe.de) und der Nationalen Kontakt- und Informationsstelle zur Anregung und Unterstützung von Selbsthilfegruppen (www.nakos.de). Da nur etwa 12 % der pflegenden Angehörigen eine von der Pflegekasse finanzierte Pflegeschulung in Anspruch nehmen, sollte gegebenenfalls auch auf diese Möglichkeit hingewiesen werden. Die Schulungen finden in Kursen oder auf Wunsch der Pflegeperson und der pflegebedürftigen Person auch in der häuslichen Umgebung des Pflegebedürftigen statt. Die Kosten werden von der Pflegekasse übernommen. Für Pflegende gibt es einige spezielle Hilfen, die die Vereinbarkeit von Pflege und Beruf verbessern bzw. zur sozialen Absicherung beitragen sollen. Diese betreffen:

Pflegekurse und häusliche Pflegeschulungen

Reduktion der Arbeitszeit und soziale Absicherung für pflegende Angehörige

- eine kurzzeitige Freistellung von der Arbeit mit Lohnersatzleistung („Pflegeunterstützungsgeld"), wenn ein naher Angehöriger plötzlich pflegebedürftig wird und dessen Pflege organisiert werden muss,
- eine sozialversicherte, vom Arbeitgeber nicht bezahlte (teilweise) und zeitlich begrenzte Freistellung („Pflegezeit", „Familienpflegezeit") von der Arbeit bei Betrieben mit einer im Gesetz festgelegten Mindestgröße, gegebenenfalls verbunden mit einem zinslosen Darlehen durch das Bundesamt für Familie und zivilgesellschaftliche Aufgaben (BAFzA),
- Zuschüsse zur Kranken- und Pflegeversicherung sowie zu Beiträgen der Rentenversicherung,
- Unfallversicherung bei allen in der Pflegeversicherung berücksichtigten und beschriebenen Tätigkeiten und Wegen,
- Beiträge zur Arbeitslosenversicherung für Pflegepersonen, die wegen der Pflege aus dem Beruf aussteigen. Anspruch auf Leistungen der aktiven Arbeitsförderung nach Ende der Pflegetätigkeit.

Nähere Informationen zu aktuellen Voraussetzungen der Leistungen, deren Beantragung und Umfang sind über die Fachberatungen oder die entsprechenden Internetseiten (z. B. www.bmg.bund.de, www.pflegestaerkungsgesetz.de, www.wege-zur-pflege.de) erhältlich.

Vernetzung und professionelle Zusammenarbeit

Wie in den beiden vorangegangenen Kapiteln bereits beschrieben, stellen Entlastungsangebote und Leistungen der Pflegeversicherung wichtige Ressourcen dar, die in der Psychotherapie mit pflegenden Angehörigen berücksichtigt werden sollten. An dieser Schnittstelle ist für Psychotherapeutinnen vor allem das Wissen über wichtige (kommunale) Ansprechpartner, Zuständigkeiten und entsprechende Beratungsmöglichkeiten von Bedeutung (vgl. Kap. 4.2.5). Gleiches gilt in besonderer Weise, wenn Maßnahmen zum Schutz des Pflegeempfängers notwendig erscheinen (vgl. auch Kap. 4.2.8). In der Zusammenarbeit können Optionen geklärt, besprochen und Aufgaben definiert werden (die Pflegeberaterin ist für das Fallmanagement zuständig, die Psychotherapeutin unterstützt die pflegende Angehörige z. B. in der Akzeptanz der Veränderungen, im Umgang mit herausfordernden Veränderungen). Hier bietet eine gute professionelle Zusammenarbeit eine größere Entscheidungssicherheit für die Psychotherapeutin, und gegebenenfalls auch eine schnellere Hilfe für die Betroffenen. Für die Zukunft wäre es deshalb wünschenswert, wenn neue, bislang unübliche Formen der Kooperation bei problematischen Konstellationen mit dieser Klientengruppe erprobt werden würden. Eine Möglichkeit könnte zum Beispiel sein, dass zu einer Psychotherapiesitzung eine Pflegeberaterin oder auch die zuständige Mitarbeiterin einer gerontopsychiatrischen Beratungsstelle eingeladen wird, um gemeinsam mit dem oder den pflegenden Angehörigen eine angepasste und neue Versorgungsroutine zu entwickeln. Die interdisziplinäre Kooperation und Vernetzung ist nach unserer Erfahrung darüber hinaus für die psychotherapeutische Arbeit mit älteren Menschen generell von Nutzen.

Für die Mitarbeiter der beratenden sozialen Dienste wäre es auf der anderen Seite im Einzelfall hilfreich, die Möglichkeiten einer Psychotherapie für pflegende Angehörige, Pflegeempfänger oder Paare mit einem Pflegeempfänger mit einer psychotherapeutisch tätigen Ansprechperson direkt klären zu können.

Als weiteres Zukunftsfeld wäre wünschenswert, dass in der Pflegeberatung Tätige, die oft unter Zeitdruck mit einer Vielzahl höchst herausfordernden Situationen konfrontiert sind, die Möglichkeit hätten, an regelmäßigen (Fall-) Supervisionen teilzunehmen. Sowohl aus Kostengründen, als auch zur Förderung der Vernetzung und Zusammenarbeit wären dienste- oder kassenübergreifende Supervisionsgruppen sinnvoll. Alternativ haben wir auch gute Erfahrungen mit telefonischer Einzelsupervision für Pflegeberaterinnen mit Psychotherapeutinnen als Supervisorinnen gemacht. Ein solches telefonisches Setting kann vor allem für ländliche Regionen mit einer sehr geringen Beraterdichte sinnvoll sein.

Probleme durch die Inanspruchnahme professioneller Hilfe

Die Inanspruchnahme professioneller Unterstützung kann jedoch auch mit Konflikten und neuen Anforderungen verbunden sein, die anfänglich sogar das Belastungserleben verstärken können. Folgende Probleme werden diesbezüglich häufig von Angehörigen berichtet:

- Wechsel der Pflegekräfte,
- spezifischen Qualitätsansprüche der Angehörigen,
- zu kurze Dauer der Pflegeleistung,
- fehlende Flexibilität der Angebote.

Einbezug ambulanter Pflege

Mit den Angehörigen kann prinzipiell besprochen werden, dass der Einbezug eines professionellen Pflegedienstes einen Eingriff in die häusliche Privatsphäre darstellt. Daher ist es normal und erwartbar, sich zunächst gestört zu fühlen. Oft müssen die Angehörigen auch annehmen lernen, dass die eigenen Vorstellungen bezüglich der Pflegehandlungen nicht immer gleichermaßen umgesetzt werden. Mit den Angehörigen sollte daher besprochen werden, inwieweit eine Gewöhnung an den neuen Zustand möglich ist, wie hoch die Gewinne durch die Entlastung sind und hinsichtlich welcher Aspekte Veränderungswünsche mit der jeweiligen Pflegekraft besprochen werden können. In manchen Situationen kann es notwendig sein, ein alternatives Angebot zu organisieren. Auch für diesen Themenbereich kann es unterstützend sein, mit den Angehörigen im Rollenspiel die Gespräche mit den professionellen Pflegediensten vorzubereiten und einzuüben.

4.2.6 Förderung der familialen Unterstützung und Kommunikation

Verlust der gewohnten Kommunikation

Das Ideal einer vertrauten und hierarchielosen Kommunikation ist in bestimmen Pflegekonstellationen schwer aufrechtzuerhalten (z. B. bei Familienmitgliedern mit kognitiver Beeinträchtigung oder bei Sprachstörungen nach einem Schlaganfall). Zudem kann der Verlust der gewohnten Kommunikationsmöglichkeiten (vor allem bei Menschen mit Demenz) verbunden mit Gefühlen von Frustration auf Seiten der Angehörigen zu einer Verstärkung von Kommunikationsproblemen und Verhaltensauffälligkeiten führen, die sich gegenseitig bedingen und potenzieren können. Angehörigen, denen es hingegen gelingt, trotz erschwerter Kommunikation eine gute Beziehung und gemeinsame Aktivitäten zum Gepflegten aufrechtzuerhalten, können die Pflege besser bewältigen und auf die Lebensqualität des Gepflegten Einfluss nehmen. Auch bei Menschen mit Demenz können Wege der Kommunikation gefunden werden, da in der Regel trotz kognitiver Einschränkung eine gute Einschätzung für den emotionalen Inhalt einer Situation und für die ihnen entgegengebrachten Gefühle besteht. Dies ist besonders relevant, da Kommunikationsprobleme zu Erregung und Unruhe bei Menschen mit Demenz führen können. So kann die Interaktion über nonverbalem Wege erfolgen, wie beispielsweise über Berührungen, Blickkontakt, gemeinsames Musizieren (z. B. Singen) oder Bewegung (z. B. Tanzen). Pflegende Angehörige erleben diese gemeinsamen Erfahrungen als sehr wertvoll, manche beschreiben die Beziehung sogar als verbessert, wie das folgende Zitat illustriert: „Oh, the relationship is closer than it's been in many years: I'm more comfortable with my husband. I'm more relaxed. And, he seems to be absolutely delighted with me" (aus Donovan & Corcoran, 2010, S. 593).

Förderung von Gemeinsamkeit

Eine pflegende Tochter betont die positive erlebte gemeinsame Zeit aus anderen Gründen:

> *„Da konnte mir mein Vater, der nie Zeit für mich hatte, weil er Chef einer Firma war, mal nicht ausweichen, da war er mal gezwungen, mit mir Zeit zu verbringen, und das*

hat uns beiden gutgetan und ich konnte bekommen, was ich als Kind nie bekommen habe: einfach Zeit mit meinem Vater."

Auch durch Humor und gemeinsames Lachen können sehr freudvolle, verbindende Momente erlebt werden. Humor stellt generell eine überaus hilfreiche und positive Bewältigungsstrategie für pflegende Angehörige dar. Insbesondere in problematischen Situationen kann durch Humor eine unmittelbare Entlastung geschaffen werden und die Pflegeanforderungen sind dadurch leichter bewältigbar, wie das folgende Beispiel aus Donovan und Corcoran (2010, S. 593) sehr gut veranschaulicht: **Humor**

"One night I got up and the freezer door was wide open, and everything was just pretty much defrosted, and so I went in there and I said, you know, I have been meaning to clean out this freezer part. So within 5 minutes I took all the trays out and poured them off. I took a rag and wiped it up and it was spotlessly clean. I said, thank you, Lord, I got my freezer cleaned."

Zu betonen ist jedoch, dass dies von den Angehörigen eine positive, akzeptierende Haltung und viel Flexibilität in der Gestaltung der Interaktion und Gemeinsamkeit abverlangt.

Merke

Das positive Erleben von gemeinsamen Aktivitäten trägt entscheidend zum Wohlbefinden der Angehörigen wie auch Gepflegten bei und ist zudem assoziiert mit einem geringeren Problemverhalten. Mittels Aufbaus angenehmer Aktivitäten können systematisch positive gemeinsame Aktivitäten gesucht, geplant und aufgebaut werden.

Spezifische Informationen sowie Handlungsanleitungen zum kommunikativen Umgang mit Demenzerkrankten finden sich bei Haberstroh und Pantel (2011), Bödecker (2015), Engel (2011) und Wilz et al. (2015). Weitergehende Informationen zu Folgen und Umgang mit Sprachstörungen (z. B. Aphasien bei Schlaganfallpatienten) finden sich beispielsweise bei Bauer und Auer (2008) oder Pullwitt und Winnecken (2012).

Dysfunktionale Kommunikationsstile in der Pflegebeziehung

Stereotype Rollenerwartungen und dysfunktionale Kommunikationsstile in der Pflegebeziehung können einen negativen Einfluss auf den Erhalt der Selbstständigkeit und die Lebensqualität des Pflegeempfängers haben (Edwards & Chapman, 2004). Die im Kasten aufgeführten dysfunktionalen Interaktionsmuster sind hierbei besonders zu beachten.

Dysfunktionale Interaktionsmuster nach Edwards und Chapman (2004)

- *„Avoidance“:* Vermeiden von Gesprächen mit emotionalen Inhalten, Vermeiden des Ausdrucks von Emotionen, Vermeiden des Besprechens von Konflikten.
- *„Domination“:* dominantes oder überfürsorgliches Kommunikationsverhalten der pflegenden Angehörigen (overly protective communication) sowie kontrollierendes Interaktionsverhalten (patronising communication).

Dysfunktionales Interaktionsverhalten

Durch derartige Interaktionen können sich die Pflegeempfänger eingeengt, aus wichtigen Beziehungsbereichen ausgegrenzt und/oder bevormundet fühlen, mit negativen Folgen für das Selbstwerterleben, die Selbstständigkeit und die Stimmung. Bei Menschen mit Demenz beispielweise, die wiederholt kritisiert, auf ihre Diagnose und Defizite hingewiesen oder überfordert werden, können als negative Folgen Rückzug und Apathie resultieren sowie deren „Selbstschutzstrategien“ beeinträchtigt werden (vgl. Bödecker, 2015, S. 39). Als Reaktion können vermehrt Verhaltensauffälligkeiten, Widerstand und Verleugnung auftreten, sodass ein Teufelskreis zwischen Defizitkonfrontation der Angehörigen und Verleugnung des Demenzerkrankten entstehen kann (Bödecker, 2015, S. 40, vgl. Kap. 4.2.1).

Geteiltes Leid

In solchen dysfunktionalen Interaktionen sollte die therapeutische Unterstützung auf das „Erleben des geteilten Leids“ hinwirken. Hierbei wird verdeutlicht, dass alle Beteiligten, Angehöriger wie Pflegebedürftiger, aufgrund der Verluste und Beeinträchtigungen belastet sind und einen Umgang damit finden müssen. Dies stellt eine bedeutsame Gemeinsamkeit dar, die ein vertieftes Bindungserleben ermöglichen kann. Weiterhin kann eine positive Identität des Pflegeempfängers durch adäquate Kommunikation und den Einbezug in alltägliche Aufgaben erhalten und dadurch das elementare Bedürfnis nach sozialer Teilhabe berücksichtigt werden. Bei Hinweisen auf dysfunktionales Interaktionsverhalten kann dieses mithilfe von Verhaltensanalysen differenziert analysiert werden. Daraufhin sollte die Reflektion über das kommunikative Verhalten angeregt sowie die damit verbundenen Konsequenzen erörtert werden („Model for Health Promoting Communication”, Edwards & Chapman, 2004). Mittels Rollenspiels können anschließend alternative Kommunikationsweisen erprobt und eingeübt oder ein verändertes Umgehen mit dem Pflegeempfänger besprochen werden.

Die therapeutischen Gespräche sollten diesbezüglich folgende Aspekte fokussieren:

- Klärung der Pflegerolle,
- Veränderungen des Kommunikationsstils,
- Reflektion des Ungleichgewichts in der Pflegebeziehung durch neue Rollenerwartungen,
- Reflektion und Veränderungen hinsichtlich des Pflege- bzw. Betreuungsverhaltens.

Zu beachten ist, dass auch Ärger hinsichtlich der Pflegerolle mit überfürsorglichem Verhalten assoziiert sein kann. So kann überfürsorgliches Pflegeverhalten und die Behinderung der Autonomie und Selbstkontrolle des Pflegeempfängers auch als eine Form betrachtet werden, Ärger aufgrund der Pflegerolle auszudrücken.

Förderung der Unterstützung innerhalb des familiären Systems

Manchmal vermeiden Angehörige, über ihre Belastungen zu sprechen oder Familienmitglieder um Hilfe zu bitten, meist aufgrund von dysfunktionalen Gedanken wie „Ich muss das alleine schaffen" oder aufgrund von Schuld- und Schamgefühlen. Häufig werden folgende Bedenken geäußert:

- „Ich bin für die Pflege allein verantwortlich, ich bekomme Geld dafür."
- „Ich bitte erst um Unterstützung, wenn ich selbst nicht mehr kann."
- „Ich hole mir keine Hilfe, weil ich andere nicht belasten oder nicht inkompetent erscheinen will."
- „Wenn ich Hilfe annehme, muss ich auch etwas zurückgeben."
- „Ich versuche, vor anderen zu verbergen, dass mein Angehöriger dement ist."
- „Ich kann keine der Aufgaben abgeben, weil niemand es so gut macht wie ich."

Teilweise liegt die Vermeidung jedoch auch auf Seiten der Verwandten und Freunde, die sich entweder selbst überfordert fühlen und nicht wissen, wie sie in dieser Situation reagieren und helfen können oder es auch ablehnen, wiederholt von den gleichen Problemen zu hören und sich damit auseinandersetzen zu müssen.

Barrieren der familiären Unterstützung

Weitere Gründe, die oftmals eine familiäre Unterstützung behindern, sind bei Mittelman, Epstein und Pierzchala (2003, S. 72) zusammengestellt:

- Angst und Scham, sich den anderen Familienmitgliedern zu offenbaren;
- Befürchtungen, den eigenen Pflegestil aufgrund gegensätzlicher familiärer Vorstellungen verändern zu müssen;

- der Therapeutin die Meinungen der anderen Familienmitglieder nicht zugänglich machen zu wollen;
- Ablehnung mit wenig verbundenen Familienmitgliedern kooperieren zu müssen oder Angst vor Ablehnung durch andere Familienmitglieder.

Zudem kann eine vorhandene familiäre Unterstützung die Belastung erhöhen, wenn diese beispielsweise als unpassend, kritisierend oder bevormundend erlebt wird.

Neben den genannten Barrieren können auch externe Umstände eine fehlende oder unzureichende familiäre Unterstützung erklären. Oft wohnen die Familienmitglieder weit entfernt, sind beruflich oder familiär stark eingebunden, stehen aufgrund familiärer Konflikte nicht oder nur wenig in Kontakt mit den pflegenden Angehörigen oder sind über die Pflegesituation nicht ausreichend informiert. Zudem besteht bei vielen Angehörigen der Wunsch bzw. die Erwartung, dass Hilfe *unaufgefordert* angeboten werden sollte.

Familiäre Anpassung an die Pflegesituation

Die therapeutische Unterstützung hat neben der Förderung der gegenseitigen familiären Unterstützung auch das Ziel, die Anpassung aller Familienmitglieder an die Pflegebedürftigkeit und/oder Erkrankung zu erleichtern und insgesamt eine konstruktive Kommunikation zu fördern. Um die familiäre Situation besser verstehen zu können, sind folgenden Fragen hilfreich:

Fragen zur Klärung der familiären Situation (aus Wilz et al., 2001, S. 107; Bayer-Feldmann & Greifenhagen, 1995)

- Wie sind die Familienmitglieder aneinander gebunden?
- Was sind die Rollenerwartungen?
- Welche Regeln bestehen in der Familie?
- Gibt es Generationskonflikte?
- Gibt es Ehe- und Familienkonflikte, die durch die Pflegesituation aktualisiert werden?
- Wie sind die spezifischen Reaktionen der einzelnen Familienmitglieder auf die Pflegebedürftigkeit?
- Wie ist die Art der Beteiligung der gesamten Familie an der Pflege organisiert?

Diese Fragen ermöglichen ein besseres Verständnis für das familiäre Beziehungsgefüge und bieten Ansatzpunkte für therapeutische Interventionen. Als Ziel sollte daran gearbeitet werden, den Pflegealltag hinsichtlich der Bedürfnisse aller Beteiligten zu verstehen und zu organisieren sowie konfliktträchtige Beziehungen und Verhaltensmuster zu identifizieren und zu verändern. Jedes Familienmitglied sollte einschätzen, was es zur finanziellen, praktischen und emotionalen Unterstützung des Pflegebedürftigen beitragen kann und welche Bedürfnisse in diesem Zusammenhang bestehen. Insgesamt sind hierbei auch Aufgaben für zu Hause für die Familie hilfreich, die zum einen den Zusammenhalt und das gemeinsame Bewältigen der Pflegesituation fördern und zum anderen Konflikte aufzeigen können, die dann in den therapeutischen Gesprächen bearbeitet werden können.

Die beschriebene Vielfalt an Problemsituationen erfordert ein individuell auf die Familie ausgerichtetes therapeutisches Vorgehen. Einen guten Überblick über die therapeutische Vorgehensweise mit Familien und systemische Ansätze sind bei Mittelman und Kollegen (2003) und Bödecker (2015, S. 40ff.) zu finden.

Systemische Therapieansätze

Meist ist es jedoch sehr schwierig, die Familie zur Teilnahme an der Therapie zu motivieren. Gelingt es nicht, andere Familienmitglieder zur Teilnahme zu bewegen, kann die Kommunikation auch im Einzelsetting im Rollenspiel erprobt und eingeübt werden.

4.2.7 Umgang mit belastenden Emotionen – Emotionsregulation und Stressmanagement

Wie in Kapitel 1.2 beschrieben, können durch die Pflegesituation und die damit verbundenen Herausforderungen belastende Emotionen wie Wut, Schuldgefühle, Ängste und Ekel ausgelöst werden. Diese emotionalen Reaktionen haben in der Regel gut nachvollziehbare Ursachen, die mit den Angehörigen im therapeutischen Gespräch eruiert werden können. Im Folgenden werden diesbezüglich hilfreiche Interventionstechniken vorgestellt.

Normalisieren – Entkatastrophisieren

Dass Angehörige, die beispielsweise wiederholt nächtliche Störungen oder widerständiges, aggressives Verhalten aushalten müssen, in schwierigen Pflegesituationen manchmal impulsiv und frustriert reagieren, ist sehr nachvollziehbar. Angehörige bewerten ihre Reaktionen jedoch in der Regel als unverhältnismäßig und beschämend. Daher fällt es ihnen meist schwer, darüber zu sprechen und Unterstützung für diese Situationen zu suchen. Die Therapeutin kann diesbezüglich eine Brücke bauen, indem sie von anderen Angehörigen berichtet, die in bestimmten herausfordernden Pflegesituationen auch manchmal laut und ungeduldig reagieren. Im Folgenden kann die Therapeutin betonen, dass diese emotionalen Reaktionen sehr nachvollziehbar und normal sind, und viele Menschen bei Überforderung so reagieren würden. Normalisieren entlastet daher die Angehörigen und hilft ihnen, über ihre Schuld- und Schamgefühle zu sprechen und mit der Therapeutin gemeinsam Wege zu finden, mit den belastenden Gefühlen und Impulsen umzugehen. Sollte im Gespräch jedoch deutlich werden, dass die Angehörigen wiederholt unangemessen (physische Aggression, Vernachlässigung) gegenüber dem

Pflegeempfänger reagieren, sind die therapeutischen Empfehlungen in Kapitel 4.2.8 zu beachten.

Strategien für den Umgang mit akutem Stress

Distanzierung

Die Angehörigen werden dabei unterstützt, kurzfristige Möglichkeiten zur Distanzierung von belastenden Gefühlen zu finden, um die akute Stresssituation besser analysieren und in dieser adäquater handeln zu können. Hierbei wird zum einen zusammen mit den Angehörigen überlegt, welche Verhaltensweisen zu einer Verbesserung der jeweiligen Situation und zu einem Abbau der Emotionen und/oder Impulshandlungen führen können. Zum anderen wird generell eine systematische Anleitung zum Umgang mit akut belastenden Gefühlen gegeben.

Das therapeutische Vorgehen basiert auf dem Manual von Kaluza (2011) und kann in etwas modifizierter Form für die Arbeit mit pflegenden Angehörigen gut genutzt werden. Der erste Schritt von insgesamt vier Schritten stellt das *Annehmen* der Belastung dar. Das bedeutet, die Situation (das Verhalten) so anzunehmen, wie es ist. Akzeptieren zu lernen, dass Ärger, Vorwürfe und Schuldgefühle in der Regel ebenso wenig helfen wie ein Nicht-wahrhaben-Wollen. Die Intervention beinhaltet, neben der bewussten Entscheidung für das Annehmen der schwierigen Situation (und damit gegen das Hadern mit der Realität), auch das möglichst frühzeitige Erkennen von externen, aber auch körpereigenen Signalen, die auf eine problematische Situation und den eigenen Spannungsaufbau hindeuten. Im dritten Schritt wird nach individuell passenden Möglichkeiten zur *Distanzierung* von den belastenden Emotionen gesucht. Beispiele für hilfreiche Distanzierungstechniken sind im folgenden Kasten aufgelistet:

Beispiele für Techniken zur Distanzierung und Zeitverzögerung (nach Lammers, 2011, S. 238)

- Sich umdrehen und weggehen, den Raum verlassen,
- korrigierende Selbstinstruktionen (z. B. „Halt, Stopp!“ oder „Geh nicht weiter darauf ein!“),
- positive Selbstverbalisationen (z. B. „Ich bin stark und kontrolliert.“),
- bis 100 zählen,
- bewusst konzentriertes Atmen,
- spazieren gehen.

Achtsamkeitsübungen

Neben den beschriebenen Möglichkeiten der Distanzierung können auch verschiedene Achtsamkeitsübungen hilfreich eingesetzt werden. In der sogenannten „informellen Achtsamkeitspraxis“ (vgl. Meibert, Michalak & Heidenreich, 2010) werden beispielsweise Übungen vorgeschlagen, die eine akzeptierende Haltung in Bezug auf die eigenen belastenden Gefühle ermöglicht. Die Angehörigen werden angeleitet, die eigenen inneren Vorgänge und Emotionen wahrzunehmen und zu beschreiben. Diese Praxis kann dann in akuten Stresssituationen eingesetzt werden, indem die Angehörigen ihre Gefühle jeweils benennen und dadurch eine Distanz zu diesen herstellen. Durch dieses gezielte Innehalten kann vermieden werden, dass automatische impulsive Reaktionsmuster ablaufen.

Problemanalyse

Die genannten Strategien dienen dem *„Abkühlen"* in der akuten Stresssituation und schaffen die Basis für den vierten Schritt. In diesem Schritt wird das Problem *analysiert* und entschieden, ob Handlungs- und Änderungsmöglichkeiten bestehen. Hierbei wird betont, dass für diesen Entscheidungsprozess der vorher besprochene innere Abstand notwendig ist. Ist die Situation veränderbar, können mit den Angehörigen hilfreiche Bewältigungsmöglichkeiten gesucht werden (mittels Problemlösetraining und/oder Verhaltensanalysen auf der Mikroebene, vgl. Kap. 4.2.3).

Perspektivwechsel

Neben den beschriebenen Strategien zum Umgang mit akut belastenden Emotionen kann auch das schlichte *Ausdrücken* der Gefühle Spannung abbauen. So können die Angehörigen ermutigt werden, für sie passende Ausdrucksmöglichkeiten wie Weinen, Schreien (jedoch nicht in Anwesenheit des Pflegeempfängers) oder auch Bewegung zu finden. Darüber hinaus kann durch einen Perspektivwechsel das Verständnis und empathische Einfühlen in die Welt des Gepflegten gefördert werden (vgl. Kap. 4.2.1). Auch dies kann das Akzeptieren und Annehmen von stressreichen, nicht oder wenig veränderbaren Verhaltensweisen erleichtern und sich somit positiv auf die Emotionalität der Angehörigen auswirken. Interventionen zur Förderung des Annehmens von nicht veränderbaren Situationen sind in Kapitel 4.2.1 beschrieben.

Die folgenden Zitate illustrieren von Angehörigen berichtete Veränderungen der Emotionsregulation:

> *„Ich versuche immer wieder, wenn meine Nerven nicht mitmachen wollen, an das Erlernte zu denken, oft mit Erfolg, und raste nicht mehr aus. Aber es fällt mir nicht einfach so zu! Ich muss noch selber mitarbeiten."*

> *„Empfehlung bei Verzweiflung vor die Türe zu gehen, Fäuste ballen oder in den Wald gehen oder in den Garten und Singen. CD mit dem Training von Jacobson anhören klappte auch, bin meist eingeschlafen, mein Mann schlief dann auch [...]."*

Reduktion des allgemeinen Anspannungsniveaus

Durch eine Reduzierung des allgemeinen Anspannungsniveaus kann die Wahrscheinlichkeit von impulsiven Reaktionen und starken Wut- und Ärgergefühlen verringert werden. Eine diesbezügliche Sensibilisierung der Wahrnehmung kann durch das Erfragen des aktuellen Anspannungsniveaus in jeder Sitzung und in Bezug auf konkrete Belastungssituationen gefördert werden. Zur langfristigen Reduktion des allgemeinen Anspannungsniveaus sind die in Kapitel 4.2.4 beschriebenen Interventionen zur Selbstfürsorge sowie die Förderung der Inanspruchnahme professioneller Hilfe (vgl. Kap. 4.2.5) hilfreich.

Umgang mit Ekelgefühlen

Besonders belastend sind Pflegesituationen, die Handlungen abverlangen, die mit Ekelgefühlen verbunden sind. Im ersten Schritt kann es hilfreich sein, zu besprechen, was genau die Ekelgefühle auslöst und welche Handlungen nur mit großer Überwindung ausgeführt werden können. Möglicherweise lassen sich Wege finden, die eine Erleichterung für diese Situationen bewirken. Dies können praktische Veränderungen sein (wie das Nutzen von Gummihandschuhen bei der Körperpflege) oder auch Veränderung der inneren Einstellung und Bewertung bezüglich der Situation. Lassen sich keine hilfreichen Ansätze eruieren, ist mit den Angehörigen zu besprechen, ob für diese Pflegehandlungen ein professioneller Pflegedienst hinzugezogen werden kann.

Belastungsgrenze beachten

Prinzipiell sollten Ekelgefühle als Signalgeber ernst genommen werden, da diese die individuellen Grenzen der Angehörigen hinsichtlich spezifischer Pflegeleistungen anzeigen. In diesem Zusammenhang wird es von den Angehörigen als besonders entlastend erlebt, wenn die Therapeutin validierend (z. B. „Ich kann das gut nachvollziehen, dass Sie in solchen Situationen gereizt reagieren") und normalisierend („Viele Angehörige berichten über Ekel in solchen Situationen") auf das Erleben der Angehörigen eingeht.

4.2.8 Umgang mit Gewalt in der Pflege

Auch wenn Gewalthandlungen von Angehörigen in der Regel nicht intendiert sind, können diese aufgrund von chronischer Überlastung oder auch aggressiven Handlungen des Pflegeempfängers vorkommen. Misshandlungen und/oder Vernachlässigungen sind zum einen mit erheblichem Leid auf Seiten des Pflegeempfängers sowie mit langfristigen Folgen für die psychische Gesundheit der Angehörigen verbunden.

Im Folgenden wird die international gebräuchliche Definition von Gewalt in der Pflege vorgestellt:

Merke

„Unter Gewalt gegen ältere Menschen versteht man eine einmalige oder wiederholte Handlung oder das Unterlassen einer angemessenen Reaktion im Rahmen einer Vertrauensbeziehung, wodurch einer älteren Person Schaden oder Leid zugefügt wird." (World Health Organization, 2008)

Fünf Formen von Gewalt werden im Pflegekontext unterschieden: physische, psychische oder emotionale, sexuelle, finanzielle sowie absichtliche oder unabsichtliche Vernachlässigung. Als häufigste Form wurde Vernachlässigung gefolgt von finanzieller Übervorteilung festgestellt. Über die Hälfte der misshandelten Personen sind Ehepartner/-innen (51 %), wobei Frauen stärker betroffen sind als Männer. Insgesamt kann jedoch vermutet werden, dass die Prävalenzzahlen deutlich höher liegen, da in diesem Bereich von einer hohen Dunkelziffer ausgegangen werden kann (Steinhusen et al., 2013).

Hohe Dunkelziffer von Gewalt in der Pflege

Erklärungen für Gewalthandlungen in der Pflege

In der Studie von Pot, van Dyck, Jonker und Deeg (1996) berichteten 30,2 % der pflegenden Angehörigen wiederkehrende verbale Gewalt gegenüber dem Pflegeempfänger und 10,7 % gaben physische Gewalthandlungen teilweise kombiniert mit verbaler Gewalt an. Physische Gewalt war hierbei nicht mit dem Ausmaß an Pflegeleistung verbunden, sondern mit den psychischen Beschwerden der Angehörigen. Verbale Gewalt war hingegen mit einem höheren Ausmaß an Pflegeleistung assoziiert. Als Erklärung für Gewalthandlungen wird vor allem Überlastung angenommen. Als besonders relevante Belastungsfaktoren konnten diesbezüglich persönliche Einschränkungen, Aggressivität und Verwirrtheit bei Menschen mit Demenz und kognitive Einbußen des Pflegebedürftigen identifiziert werden. Darüber hinaus verübten Angehörige mit einem geringen Selbstwert eher Misshandlungen. In der PURFAM-Studie (Bonillo et al., 2013) wurde als Prädiktor neben der Kumulation von Belastungen auch die Überforderung aufgrund wiederholter nächtlicher Störungen hervorgehoben.

Überlastung

Zudem steht die Sorge, perspektivisch gewalttätig zu werden, mit einem erhöhten Risiko tatsächlicher zukünftiger Gewaltausübung in Zusammenhang. Görgen und Kollegen (2012) fassen als begünstigende Aspekte für Gewalt in der Pflege zusammen: das Leben in einem gemeinsamen Haushalt, aggressive Handlungen des Pflegeempfängers, Vorliegen einer Demenzerkrankung, Suchterkrankung oder andere psychische Störung der Pflegeperson, soziale Isolation, negative Beziehungsqualität vor Pflegebeginn und eine Pflegemotivation, die auf Verpflichtung oder finanziellen Erwägungen beruht. Als weiterer Aspekt ist zu nennen, dass Opfer von Misshandlungen oft isoliert sind und außer dem pflegenden Angehörigen und Pflegekräften des ambulanten Dienstes meist keinen Kontakt zu anderen Personen haben.

Möglichkeiten des therapeutischen Vorgehens

In den therapeutischen Gesprächen sprechen pflegende Angehörige Gewalthandlungen oder Vernachlässigung in der Regel nicht offen an. Aufgrund von Andeutungen oder Hinweisen bei der Schilderung von Pflegehandlungen oder Konflikten, können sich jedoch Anzeichen von Gewalt andeuten. Liegen solche Hinweise vor, sollte die Therapeutin versuchen, sich ein genaueres Bild über die Situation zu verschaffen. Folgende Fragen sind hierbei zu klären (aus Wilz et al., 2015, S. 144):

- Welche Anhaltspunkte gibt es für Misshandlungen und/oder Vernachlässigung?
- Welche Handlungen werden konkret ausgeübt bzw. unterlassen?
- Gibt es Zweifel an den durch die Angehörigen berichteten Misshandlungen bzw. Vernachlässigungen? (Was spricht dafür, was möglicherweise dagegen?)

Emotionsregulation

Am Anfang steht der Versuch, die Angehörigen dabei zu unterstützen, ihre problematischen Impulshandlungen zu unterlassen. Die in Kapitel 4.2.7 beschriebenen Interventionsstrategien zum Umgang mit akuter Belastung, zur Emotionsregulation und zur Reduktion des Anspannungsniveaus können diesbezüglich hilfreich sein. Zu beachten ist hierbei, dass diese äußerst konkret besprochen und deren Umsetzung sowie Effektivität engmaschig erfragt werden sollte. Falls die Angehörigen keine Einsicht in die Notwendigkeit einer Verhaltensänderung zeigen oder überfordert mit der Umsetzung sind, müssen zusätzliche Maßnahmen zum Schutz des Pflegeempfängers in Erwägung gezogen werden.

Maßnahmen zum Schutz des Pflegeempfängers

Prinzipiell sollten alle diesbezüglichen Schritte und Erwägungen transparent sowie umfassend mit den Angehörigen erörtert werden. Im Idealfall kann durch ein solches Gespräch erreicht werden, dass die Angehörigen eigenverantwortlich für Beistand sorgen und Wege finden, die Pflegesituation zu verbessern oder sich für die Organisation institutioneller Pflege entscheiden.

Schweigepflicht

Falls die Angehörigen sich nicht einsichtig zeigen und keine Zustandsänderung zu erwarten ist, muss die Therapeutin unter Beachtung der Schweigepflicht die nächsten Handlungsschritte abwägen. Im Regelfall darf nicht wider die Schweigepflicht gehandelt werden, es ist jedoch abzuwägen, ob die Rechte der Angehörigen auf Schweigepflicht oder der Schutz des Gepflegten höher zu bewerten ist. Nach § 34 des Strafgesetzbuches kann es notwendig sein, die Schweigepflicht aufzuheben und Handlungen einzuleiten, wenn das Leben oder die Gesundheit des Gepflegten akut und unmittelbar gefährdet ist und durch eine Offenbarung weiterer Schaden verhindern werden kann (bei akuter Gefahr für Leib und Leben der Betroffenen muss immer sofort gehandelt werden). Folgende Fragen können helfen, eine angemessene Entscheidung zu fällen (aus Wilz et al., 2015, S. 145):

- Welche Folgen hat eine Anzeige für die pflegenden Angehörigen (*strafrechtlich:* evtl. finanziell und/oder Bewährungsstrafe; *psychosozial:* z. B. Zunahme der Konflikte in der Familie, Rückzug des sozialen Umfelds; *psychisch:* neg. Folgen für das Selbstbild; Zerstörung des Vertrauens in professionelle Hilfen)?

- Welche Folgen hat eine Anzeige für den Pflegeempfänger (evtl. keine Veränderung der Pflegesituation, mit bestehender Gefahr einer zunehmenden Eskalation; Veränderung der Pflegesituation)? Ein derzeit großes Problem besteht darin, dass gesetzlich im Bereich der Altenhilfe keine vergleichbar klaren Regelungen und Erfahrungen der Umsetzung vorliegen wie im Bereich des Kinder- und Jugendschutzes, zumindest bestehen diesbezüglich regional große Unterschiede.
- Auf Seiten der Therapeutin: Welche Folgen hat eine Anzeige/Mitteilung an das Betreuungsgericht für die Therapeutin (evtl. in der Rolle der Zeugin aussagen zu müssen, sich aktiv gegen die Angehörigen stellen, die therapeutische Beziehung massiv verletzen, mit negativen Folgen für die pflegenden Angehörigen, für deren soziales Umfeld sowie evtl. auch für den Pflegeempfänger)?

Sorgfältige Dokumentation

Zu beachten ist prinzipiell, dass die diesbezüglichen therapeutischen Gespräche sowie der therapeutische Entscheidungsprozess nachvollziehbar zu dokumentieren sind.

Einbezug von Juristen und Behörden

In der Regel ist es notwendig, Juristen und Behörden vor Ort zur Klärung der möglichen Hilfen und rechtlichen Wege miteinzubeziehen. Zudem ist zu beachten, dass Gewalthandlungen anders bewertet werden müssen (nicht strafbar sind), wenn die Angehörigen aus Notwehr (Abwehr eines Angriffs des Pflegeempfängers), nicht vorsätzlich oder zum Schutz des Pflegebedürftigen gehandelt haben wie beispielsweise bei freiheitseinschränkenden Maßnahmen für Menschen mit Demenz, um nächtliches Weglaufen zu verhindern (Klie, 2009).

Die folgenden Ausführungen beruhen auf eigenen therapeutischen Erfahrungen mit pflegenden Angehörigen (vgl. Wilz et al., 2015, S. 145):

Das Vorgehen kann zunächst so aussehen, dass die Therapeutin Kontakt mit dem zuständigen Landkreis aufnimmt, in dem die Angehörige wohnhaft ist, um in Erfahrung zu bringen, wer vor Ort die Ansprechpartner für Gewaltproblematiken in der Pflege sind (z.B. spezialisierte Beratungsstellen zu Gewalt in der Pflege). Allein dies kann aufwendig sein, verbunden mit einer Vielzahl von Telefonaten und Gesprächen, um eine dafür zuständige Person ausfindig zu machen. In größeren Städten sind die entsprechenden Strukturen und Institutionen in der Regel gut organisiert. Hier können beispielsweise die Seniorenbeauftragten der Stadt Auskunft über Anlaufstellen vor Ort geben (Betreuungsbehörde, Sozialpsychiatrischer Dienst, evtl. Gerontopsychiatrischer Dienst, Amtsarzt). In ländlicher Umgebung kann die Infrastruktur diesbezüglich unübersichtlich und nicht ausreichend sein. In manchen Regionen kann es daher sehr aufwendig sein, herauszufinden, wo die entsprechenden Zuständigkeiten liegen. Häufig kommt der Sozialpsychiatrische Dienst als Ansprechpartner infrage und tätigt auch Hausbesuche. Informationen können gegebenenfalls auch über lokale Pflegestützpunkte oder Pflegeberater der Pflegekassen eingeholt werden.

Sind die Zuständigkeiten und möglichen Wege durch die Therapeutin erfragt, sollte den Angehörigen die Möglichkeit gegeben werden, die jeweiligen Ansprechpartner, beispielsweise Pflegeberater oder den Sozialpsychiatrischen Dienst, selbst zu informieren und sich deren Hilfe und Unterstützung zu organisieren. Aus diesem Grund sollte ein Erfragen der Zuständigkeiten durch die Therapeutin zunächst immer anonym erfolgen. Sind die Angehörigen nicht bereit, Unterstützung in Anspruch zu nehmen, weil zum Beispiel negative finanzielle Folgen befürchtet werden (Verlust des Pflegegeldes, erhebliche Mehrkosten für das Pflegeheim), hat die Therapeutin die Möglichkeit nach Abwägung der oben genannten Faktoren, eine für den entsprechenden Landkreis zuständige Ansprechperson zu kontaktieren und zu bitten, die Familie aufzusuchen oder die zuständigen Stellen wie beispielsweise das Betreuungsgericht oder die Pflegekasse zu informieren. Auch darüber sollten die Angehörigen informiert werden. Ein solcher Entscheidungsweg kann jedoch zum Abbruch der therapeutischen Beziehung führen.

Zusammenfassende Überlegungen

Der Umgang mit berichteter Gewalt erfordert ein sorgfältiges Abwägen der therapeutischen Entscheidungen. Häufig sind die Situationen schwer einschätzbar, sodass es für die Therapeutin sehr hilfreich sein kann, unterstützend Supervision in Anspruch zu nehmen. Erschwert wird die Problematik, weil dieses Thema in der Öffentlichkeit bisher wenig Aufmerksamkeit erfährt und noch kein verbindliches, formalisiertes Vorgehen vorgegeben ist. Bisher wurde in der PURFAM-Studie ein Vorgehen für professionelle Pflegekräfte in Anlehnung an das standardisierte Vorgehen in der Kinder- und Jugendhilfe entwickelt (Bonillo et al., 2013). Dieses beinhaltet das PURFAM-Assessment, welches speziell zur Beurteilung von Gewalt in der Pflege entwickelt wurde und sich in erster Linie an professionelle Pflegekräfte richtet. Es ist jedoch auch ein Fragebogen zur Einschätzung von Belastungsfaktoren für pflegende Angehörige enthalten. Weiterführend sind umfassende Informationen zum Thema Gewalt in der Pflege wie auch rechtliche Grundlagen dargestellt.

PURFAM-Assessment

Neben den Interventionsansätzen zu akuter Gewalt in der Pflege sind generell präventiv unterstützende Interventionen bei akuter Belastung, wie in Kapitel 4.2.7 beschrieben, in diesem Kontext hilfreich wie auch alle Interventionen zur Vermeidung von Überlastung (vgl. Hirsch, 2005). Diese Interventionen dienen zudem der Vermeidung der langfristigen Folgen von Gewalthandlungen in der Pflege. Zu beachten ist weiterhin, dass nach der Beendigung der häuslichen Pflege aufgrund einer Heimeinweisung oder Tod des Gepflegten belastende Nachwirkungen der Pflege und trauerspezifische Symptome insbesondere bei pflegenden Angehörigen ausgeprägt sind, die Gewalthandlungen in der Pflege ausübten. Diesen Angehörigen fällt es sehr schwer, den Tod des Pflegebedürftigen zu akzeptieren, möglicherweise weil es nun nicht mehr möglich ist, die Handlungen „wiedergutzumachen“ und/oder die Fehlhandlungen zu besprechen.

4.2.9 Unterstützung im Notfall und der Übergang in institutionelle Pflege

Nicht immer kann die häusliche Pflege von den Angehörigen aufrechterhalten werden. So kann bei bestimmten Erkrankungen (beispielsweise Tumorerkrankungen) die medizinische Versorgung so aufwendig werden, dass die Angehörigen sich mit dieser überfordert fühlen. Eine *langfristige* Auseinandersetzung bezüglich der Entscheidung für oder gegen eine perspektivisch notwendige stationäre Pflege wird in der Regel vermieden. Oft erfolgt eine Unterbringung des Erkrankten in einem Pflegeheim nicht aus einer grundsätzlich stabilen Versorgungssituation heraus, sondern wenn die Etablierung oder Anpassung von Versorgungsroutinen in einer Krisensituation nicht gelingt (z.B. aufgrund eines akuten Notfalls oder einer kurzfristigen Erkrankung).

Langfristige Vorbereitung

Weitere Gründe, die eine stationäre Versorgung bedingen können, sind im folgenden Kasten aufgeführt:

Mögliche Gründe, die für eine stationäre Versorgung sprechen (aus Wilz et al., 2015, S. 134):

- Eine zunehmende Verschlechterung des Gesundheitszustandes des zu Pflegenden.
- Eine Zunahme der Pflegebedürftigkeit (z.B. durch die Bettlägerigkeit des Erkrankten).
- Auftretende Verhaltensänderungen oder eine Verstärkung der Verhaltensprobleme des Erkrankten, z.B. aggressive Verhaltensweisen.
- Zweifel der Angehörigen, die Pflege in Zukunft fortführen zu können.
- Fehlende Betreuungsmöglichkeiten, z.B. bei schwerer Pflegebedürftigkeit.
- Fehlende Nachtbetreuungsmöglichkeiten, z.B. bei gestörtem Nacht-Tag-Rhythmus.
- Mangelnde Funktionalität oder Sicherheit im Haushalt des Erkrankten.
- Eine veränderte Lebenssituation der Pflegenden, z.B. Wechsel des Arbeitsortes.
- Die Unvereinbarkeit von Beruf und Pflege und familiäre Gründe, z.B. Trennung.
- Erkrankung des pflegenden Angehörigen.

Prinzipiell ist es somit sehr wichtig, alternative Betreuungsmöglichkeiten zu besprechen für den Fall, dass die Angehörigen selbst erkranken oder aus anderen Gründen die Pflege nicht mehr leisten können. Zudem sollte die Auseinandersetzung mit diesem Thema im therapeutischen Prozess aktiv gefördert werden, da überlegte Zukunftsplanungen das Kontrollerleben der Angehörigen stärken und deren langfristige Aneignung von Problemlösefertigkeiten fördern. Gerade Angehörige von Personen mit keinen oder leichten kognitiven Einschränkungen sollten deren (noch) vorhandene kognitive Kapazität nutzen, um zukünftige Szenarien der stationären Pflege zu besprechen. Die Wünsche des Pflegeempfängers können zu diesem Zeitpunkt noch erfragt und einbezogen werden. Dies gibt den Angehörigen später, wenn unter Umständen eine entsprechende Diskussion nicht mehr möglich ist, mehr Handlungssicherheit.

Institutionelle Pflege

Wenn nach Einschätzung der Therapeutin die Pflege nicht mehr adäquat geleistet wird, sollte die Therapeutin das Thema institutionelle Pflege einbringen, auch wenn die Angehörigen diese Möglichkeit zunächst ablehnen. In diesem Zusammenhang sind mögliche negative Konsequenzen der häuslichen Pflege zu betonen (beispielsweise gesundheitliche Folgen beim Pflegeempfänger oder Angehörigen, Unfälle, negative Impulshandlungen oder Vernachlässigung aufgrund der Erschöpfung). Dysfunktionale Einstellungen und damit verbundene belastende Schuldgefühle hinsichtlich der Inanspruchnahme von institutioneller Pflege sollten identifiziert und wie in Kapitel 4.2.2 beschrieben verändert werden.

Mittels Pro- und Kontralisten kann die Entscheidungsfindung strukturiert und unterstützt werden. Der Entschluss ist für Angehörige zudem sehr viel leichter anzunehmen, wenn ihnen bewusst wird, dass sie möglicherweise sogar deutlich mehr Zeit mit ihrem Familienmitglied zur Verfügung haben. So können durch die Entlastung von Pflegeaufgaben neue Freiräume für gemeinsame, positive Aktivtäten mit dem Pflegeempfänger trotz außerhäuslicher Pflege entstehen.

Vorurteile oder negative Erfahrungen mit Pflegeeinrichtungen sind häufig ein Grund, dass sich viele Pflegende kaum bzw. erst bei dringendem Bedarf über eine vollstationäre Versorgung informieren. Neuere, zunehmend Verbreitung findende Wohnkonzepte wie stationäre Wohngruppen innerhalb von Pflegeheimen, aber auch trägergesteuerte oder selbstorganisierte ambulant betreute Wohngemeinschaften (z. B. Demenz-WGs, kultursensible Pflege-WGs) sind vielfach noch unbekannt. Die Therapeutin sollte daher ermutigen, umfassende Informationen über Printmedien, wie Zeitschriften und Broschüren, aber auch das Internet sowie über Freunde und Verwandte zu den verfügbaren betreuten Wohnformen einzuholen.

Neben der konkreten Sammlung von Alternativen ist mit den Angehörigen auch zu besprechen, welche Vorstellungen sie über die verbleibende Dauer der häuslichen und den Beginn der institutionellen Pflege haben und wie diese Zeit überbrückt werden kann (beispielsweise durch Hinzuziehen von ambulanten Pflegediensten). Sofern kein akuter Handlungsbedarf besteht, kann ein langsames, schrittweises Kennenlernen eines Pflegeheims über Betreuungsgruppen, Tages-, Nacht- oder Kurzzeitpflegeangebote der Einrichtung sehr hilfreich sein. Mit den Angehörigen sollte auch erörtert werden, wann und in welcher Form der Gepflegte über die bevorstehende Veränderung informiert wird. Dieses Gespräch kann in einem Rollenspiel vorbereitet werden.

Unterstützung im Notfall

Individueller Notfallplan

Möglichkeiten einer alternativen Unterstützung sollten möglichst konkret und schriftlich in einer Art Notfallplan festgehalten werden. Dieser Notfallplan sollte wichtige Telefonnummern und Ansprechpartner enthalten und mit den jeweiligen Beteiligten (z. B. Familienmitglieder) präzise besprochen werden. Institutionelle Einrichtungen wie beispielsweise Kurzzeitpflege sollten vorab herausgesucht und persönlich begutachtet werden. Es kann für Angehörige sehr entlastend sein, genau zu wissen, wie und von wem der Pflegeempfänger betreut werden kann, wenn sie selbst einmal ausfallen.

Dazu sind verschiedene Vorbereitungen hilfreich (vgl. auch Kap. 4.2.5):

Vorbereitungen für die Erstellung eines Notfallplans (aus Wilz et al., 2015, S. 140):

- Besichtigung und Auswahl einer möglichen Betreuungs- und Versorgungseinrichtung im Notfall, z. B. eine Einrichtung der Kurzzeitpflege, Pflegeheim.
- Ggf. Voranmeldung in dieser Einrichtung.
- Patienten- und Vorsorgevollmacht aufsetzen und gegebenenfalls anpassen.
- Platzierung von nötigen Unterlagen, wie Ausweis, Telefonnummern an einem leicht zugänglichen Ort.
- Informieren der Nachbarn und Familie über die zu unternehmenden Schritte im Notfall.

Neuorientierung bei institutioneller Pflege

Antizipation der veränderten Lebenssituation

Da für viele Angehörige die Zeit nach dem Heimeintritt belastend ist und eine Neuorientierung erfordert, sollten Angehörige bei Bedarf auch danach noch therapeutisch begleitet werden. Vorbeugend ist es sehr empfehlenswert, die neue Versorgungssituation mit den Angehörigen noch zu Zeiten der häuslichen Pflege zu antizipieren. Zu erfragen ist hierbei, welche Befürchtungen und welche konkrete Vorstellung und Ansprüche hinsichtlich der Qualität der

Betreuung bestehen. Wird erkennbar, dass die Angehörigen unerfüllbare und unrealistische Vorstellungen haben, sollten diese vorab disputiert werden. Zudem sollte auch die neue Lebenssituation (insbesondere bei einer bisher bestehenden gemeinsamen Wohnsituation) antizipiert werden. Aufkommende Zweifel an der Entscheidung, Einsamkeitsgefühle oder Leere aufgrund der Entpflichtung sind Belastungen, die viele Angehörige diesbezüglich berichten. Daher ist es hilfreich, schon vorrausschauend kognitive (vgl. Kap. 4.2.2) und Verhaltensstrategien (beispielsweise Planung sozialer Kontakte, Tages- und Wochenstruktur, werteorientierte Aktivitäten, vgl. Kap. 4.2.4) zum Umgang mit diesen Herausforderungen aufzubauen.

Zweifel an der Entscheidung

Dennoch erleben viele Angehörige diesen Umbruch als sehr belastend. Schmidt (2005) hat dies treffend als Parallelität von Entlastung und Verlust beschrieben. Neben dem Verlusterleben treten häufig auch belastende Versagens- und Schuldgefühle auf. In diesem Fall ist es förderlich, die Angehörigen an die Vorausplanungen sowie an die herausgearbeiteten Argumente, die zur Organisation von institutioneller Pflege geführt haben, zu erinnern und diese erneut zu thematisieren.

4.2.10 Umgang mit Sterben und Tod

Eine frühzeitige Auseinandersetzung mit dem Thema Sterben und Tod kann es den Angehörigen erleichtern, den Pflegebedürftigen empathisch in dieser Phase zu begleiten und offen über Wünsche und Bedürfnisse bezüglich des Sterbeprozesses sprechen zu können. So kann in der Therapie erfragt werden, welche Gesprächsanliegen diesbezüglich bestehen und welche Erfahrungen mit Todesfällen von nahen Bezugspersonen gemacht, wie diese verarbeitet wurden und was hierbei für die Angehörigen als unterstützend erlebt wurde.

Unterstützung für Angehörige von Sterbenden

Die Pflege und Begleitung von Sterbenden stellt durch die doppelte Anforderung eine besondere Belastung dar: Die Angehörigen müssen sowohl den Sterbenden unterstützen, als auch sich selbst auf den Tod eines nahestehenden Menschen vorbereiten. Zudem besteht oftmals Angst vor Überforderung. Die Berücksichtigung der Bedürfnisse und Gefühle der Familienangehörigen von Sterbenden verbessert nicht nur den Umgang mit der Palliativpflege, sondern ist gleichzeitig wesentlich für die Prävention von Misshandlungen oder Vernachlässigung. Verschiedene Studien haben die negativen Auswirkungen dieser besonderen Anforderungen gezeigt: Ein hoher Anteil der pflegenden Angehörigen entwickelt depressive Symptome und Ängstlichkeit, eine reduzierte Lebensqualität, Schlaflosigkeit und eine allgemeine Verschlechterung des Gesundheitszustandes. Während der letzten beiden Wochen vor dem Tod des Erkrankten können die Belastungen der Angehörigen sogar die des Pflegebedürftigen übertreffen.

Organisation von Hilfe

Wenn Angehörige dem Pflegebedürftigen ein Sterben in seinem vertrauten häuslichen Umfeld ermöglichen wollen, ist es zudem in der Regel notwendig zusätzliche Hilfen für diese Phase zu organisieren. Bei manchen Pflegebedürftigen, insbesondere bei Tumorerkrankten, ist in der Regel eine intensive medizinische Betreuung notwendig. Der zuständige Arzt kann hierfür eine spezialisierte ambulante Palliativversorgung (SAPV) verschreiben. Diese besteht aus einem interdiziplinären Team (Ärzte, Pfleger), die den Sterbenden regelmäßig besuchen und versorgen.

Palliative Care

Unter Palliative Care wird die Betreuung, Beratung und Versorgung Schwerstkranker und Sterbender verstanden. Wesentliche Grundsätze sind hierbei die bestmögliche Versorgung des Sterbenden, indem für Schmerzfreiheit und eine angenehme und individuell angemessene Umgebung und Betreuung gesorgt wird. Der Sterbende mit seiner Familie steht im Mittelpunkt der medizinischen, pflegerischen aber auch psychologischen und spirituellen Begleitung. Als Alternative zur häuslichen Situation kann mit den Angehörigen auch die Unterbringung in einem Hospiz besprochen werden, dies kann sowohl stationär als auch teilstationär erfolgen.

Begleitung des Sterbenden

Die Gestaltung der Pflege in dieser letzten Phase sollte mit den Angehörigen in den therapeutischen Gesprächen besprochen werden. Zentral ist hierbei zu verdeutlichen, dass die Begleitung eines Sterbenden eine ausreichende Unterstützung erfordert und nicht allein bewältigt werden kann. Wichtige Themen können hierbei die Art und Weise des familiären Austauschs über die Art der Sterbebegleitung, der Umgang mit unterschiedlichen familiären Vorstellungen, der Umgang mit familiären Konflikten und Ängsten und die Aufteilung verschiedener Verantwortungsbereiche sein. Auch die Kommunikation mit dem Sterbenden kann in der Therapie besprochen und vorbereitet werden. Einige Angehörige haben Befürchtungen hinsichtlich des Ansprechens von Bedürfnissen, Ängsten und Wünschen des Sterbenden. Mit diesen Angehörigen können Gesprächseinstiege mit dem Sterbenden konkret vorbereitet und damit in Zusammenhang stehende Befürchtungen thematisiert sowie darüber gesprochen werden, wie die Pflege in dieser Phase gut gestaltet werden kann. Darüber hinaus sollte überlegt werden, wie eine möglichst gute Lebensqualität des Pflegebedürftigen gewährleistet werden kann – zum Beispiel durch eine behagliche Umgebung, angenehme Beschäftigung, angemessene Körperpflege und Ernährung, kontinuierlichen Kontakt (Gespräche und Berührungen) zu vertrauten Menschen und gegebenenfalls auch spirituelle Unterstützung (weiterführend siehe Knipping, 2006). Meist wollen Sterbende vertraute Menschen um sich haben, Geborgenheit spüren und nicht allein sein. In dieser intensiven Pflegephase ist es auch wichtig, dass die Angehörigen auf sich selbst achten, Pausen einrichten und für ausreichend Schlaf sorgen. Diese letzte Phase der Begleitung kann jedoch auch bedeuten, dass Angehörige zeitweise „über ihre

Grenzen gehen" und selbstfürsorgliches Verhalten gänzlich in den Hintergrund tritt. Da dies eine begrenzte Phase darstellt, kann es für Angehörige die richtige und passende Entscheidung sein, alle verfügbare Energie für das sterbende Familienmitglied einzusetzen. Diese Zuwendung und Unterstützung beim Sterbeprozess kann die Verarbeitung des Todes erleichtern, da die Angehörigen die verbliebene Zeit nach besten Kräften genutzt haben.

Unterdrückung und Vermeidung von Trauer

Das Erleben und Ausdrücken von Trauer ist für einige Angehörige mit Ängsten verbunden. So werden Befürchtungen geäußert, von diesen „überflutet" zu werden, nicht mehr handlungsfähig sein zu können und/oder depressiv zu werden. Beispiele für solche dysfunktionalen, trauerbezogenen Bewertungen sind im folgenden Kasten zusammengestellt (aus Wilz et al., 2015, S. 112):

Beispiele für dysfunktionale Gedanken in Bezug auf Trauer

- „Wenn ich meine Traurigkeit zulassen würde, hätte ich die Befürchtung, depressiv zu werden."
- „Wenn ich das alles zulasse, falle ich in ein tiefes Loch."
- „Mich mit der Trauer und Angst vor der Zukunft auseinanderzusetzen, macht mir nur noch mehr Angst."

Verleugnete Trauer

In der Konsequenz versuchen die Angehörigen, ihre Trauergefühle zu unterdrücken und der Ausdruck von Trauer (beispielsweise Weinen) wird vermieden. Verleugnete Trauer kann sich in körperlicher Anspannung, Schmerzen und Schlafstörungen ausdrücken. Entsprechend des in den Kapiteln 4.2.1 und 4.2.4 beschriebenen Vorgehens, wird den Angehörigen psychoedukativ verdeutlicht, dass Gefühlsvermeidung langfristig nicht zu dem erhofften Verschwinden der schmerzlichen Trauer führt, sondern im Gegenteil diese verstärkt und unangenehme Begleiterscheinungen wie Grübeln fördert. Den Angehörigen wird weiterhin erklärt, dass es ihnen langfristig hilft, einen Umgang mit den erlebten Verlusten und dem Tod des Familienmitglieds zu finden, wenn es ihnen gelingt, das Unabänderliche anzunehmen und sich in den Trauerprozess zu begeben (Meichsner, Schinköthe & Wilz, 2016b).

Im nächsten Schritt werden die Angehörigen dabei unterstützt, die Aufmerksamkeit auf diese Gefühle und Gedanken zu lenken und darüber wiederholt zu sprechen (aus Wilz et al., 2015, S. 109):

- „Was genau fühlen Sie, wenn Sie gerade darüber sprechen?"
- „Was fühlen Sie, wenn Sie an ... denken/sich ... vorstellen?"
- „Wie fühlt sich Ihr Körper an, wenn Sie über ... sprechen?"

Zu beachten ist bei diesen Aufforderungen, dass ein für die jeweiligen Angehörigen richtiges Maß an Konfrontation mit den belastenden Trauergefühlen gefunden und auf eine gute Balance zwischen Trauerkonfrontation und ressourcenorientierten Interventionen geachtet wird. Wie in Kapitel 4.2.1 und in Kapitel 4.2.7 beschrieben, können auch Achtsamkeitsübungen helfen, die trauerbezogenen Gefühle wahrzunehmen (siehe auch Reddemann & Dehner-Rau, 2008, S. 30).

Unterstützung der Trauerarbeit

Die Zeit nach dem Tod des Pflegeempfängers

In der Regel sollte der individuelle Trauerprozess nicht durch therapeutische Interventionen gestört werden. Ob und in welcher Form eine therapeutische Begleitung nach Trauerfällen durchgeführt werden sollte, ist wissenschaftlich umstritten, bisher liegen diesbezüglich keine psychotherapeutischen Richtlinien vor (Rosner et al., 2015). Daher ist sorgfältig abzuwägen, ob und in welcher Form eine therapeutische Unterstützung angemessen ist.

Manche Angehörige wünschen sich jedoch die Weiterführung der therapeutischen Gespräche nach dem Tod des Gepflegten. Dies kann unterschiedliche Gründe haben, wie beispielsweise schwer aushaltbare Einsamkeitsgefühle und Isolation, Schuldgefühle, Schlafstörungen und depressive Symptome. Möglicherweise sind Hilfen bei der Tagesstrukturierung, die Förderung von sozialen Kontakten oder das Bearbeiten von Schuldgefühlen unterstützend. Manchen Angehörigen fällt es sehr schwer, Wege zu finden, ihre Trauer auszudrücken und einen Umgang damit zu finden. Rituale wie der Besuch des Grabes, das Anzünden einer Kerze zu einer festgelegten Tageszeit oder andere individuelle Rituale können helfen, sich zu bestimmten Zeiten mit den Trauergefühlen und Erinnerungen zu beschäftigen.

Ausdrücken von Trauer

Den Angehörigen sollte auch vermittelt werden, dass eine Balance zwischen Trauerarbeit und wohltuenden, positiven Erlebnissen wichtig ist. Für manche Angehörige ist es hilfreich, zu betonen, dass auch in Zeiten der Trauer freudvolle, positive Aktivitäten erlebt werden dürfen. Auch das Achten auf die eigene Gesundheit (z. B. Schlaf, Ernährung) und das Beanspruchen einer ausreichenden Pause von Verpflichtungen, wie z. B. eine zeitweise Entpflichtung von der Berufstätigkeit, sind bei der Trauerarbeit zu beachten. Zudem kann sich Trauer nicht nur auf schmerzhafte Verlustgefühle beziehen, sondern auch auf sehr ambivalente und belastende Gefühle wie Wut, Erleichterung oder Enttäuschung. Diese auszudrücken, einzuordnen und zu verarbeiten, kann eine Aufgabe der therapeutischen Gespräche sein. Ausführliche Informationen und weiterführende Interventionen wie beispielsweise psychoedukative Interventionen zur Einführung in die Aufgaben des Trauerns sind bei Worden (2010) zusammengefasst. Für diejenigen Angehörigen, die nach dem Tod eine komplizierte Trauerreaktion oder depressive Symptome entwickeln, sollten die therapeutischen Gespräche weitergeführt werden

Trauerrituale

unter Berücksichtigung der hierfür vorliegenden spezifischen Manuale (siehe u.a. Znoj, 2016; Rosner et al., 2015).

Antizipatorische Trauer – Spezifika bei Menschen mit Demenz

Pflegende Angehörige von Menschen mit Demenz erleben den Trauerprozess schon während der Pflege (vgl. Kap. 1.2.5). Aufgrund des progredienten Verlaufs der Erkrankung, müssen die Angehörigen u.a. Abschied nehmen von der vertrauten Persönlichkeit und Kommunikation. Besonders belastend wird hierbei der Beziehungsverlust hinsichtlich des „shared meaning" (des gemeinsamen, vertrauten Verstehens) erlebt. Die Wahrnehmungen der Dyade sind aufgrund der Symptomatik inkongruent und gemeinsame Erfahrungen hinsichtlich vielfältiger Bereiche (wie z.B. Aufgabenverteilung, Konflikte, Sexualität) können nicht mehr wie früher geteilt werden. Marwit drückte dies in Bezug auf Menschen mit Demenz mit den drastischen Worten aus: „Persons who are still living, but 'dying' in other ways" (aus Marwit, Chibnall, Dougherty, Jenkins & Shawgo, 2008, S. 302). Für dieses Erleben wurde der Begriff der „antizipatorischen Trauer" geprägt, da bei der Pflege von demenziell Erkrankten sowohl bereits stattgefundene als auch gerade erlebte (und nicht nur erwartete) Verluste zu betrauern sind.

Aufgrund des Verlusterlebens zu Lebzeiten des Pflegeempfängers fällt es vielen Angehörigen schwer, diese Erfahrung als Trauer einzuordnen. Der Trauerprozess wird zudem erschwert durch die in der Regel äußerlich und motorisch über lange Zeit kaum veränderte Erscheinung des Menschen mit Demenz sowie durch Schwankungen in der Symptomatik, die wiederholt Hoffnung auf Besserung aufkommen lassen. Dieses Spannungsverhältnis zwischen Fremdheit (aufgrund der Persönlichkeitsveränderungen und kognitiven Beeinträchtigung) und Vertrautheit (unveränderte äußere Erscheinung) ist schwer zu bewältigen und kann dazu führen, dass die demenzielle Symptomatik verleugnet oder in ihrem Schweregrad verkannt wird (Wilz et al., 2001, S. 27). Das Wahrnehmen, Ausdrücken und Annehmen der Trauer kann unter diesen Umständen besonders erschwert sein. So erleben Angehörige die Trauergefühle zum einen als inadäquat, da die Person noch am Leben ist („Mein Angehöriger ist noch da, ich darf jetzt noch keine Trauer zeigen"). Zum anderen werden Gespräche und der offene Ausdruck von Trauer vermieden, da befürchtet wird, dass Freunde oder Familienmitglieder darauf mit Unverständnis oder Ablehnung reagieren könnten. Daher kann es für die Angehörigen erleichternd sein, wenn solche Gedanken von der Therapeutin aktiv angesprochen werden. Als Folge kann es zu sozialem Rückzug und der Vermeidung einer offenen Auseinandersetzung mit der Trauer kommen. Diese Isolation wird als besonders belastend erlebt und steht im Kontrast zu dem Trauererleben bei einem Familienmitglied mit einer terminalen Tumorerkrankung. In dieser Situation ist meist ein gemeinsames Trauern mit der Familie und unter Umständen sogar mit der sterbenden Person möglich. Psy-

Rückzug und Vermeidung

choedukation zu dem Phänomen der antizipatorischen Trauer bei Demenz und die damit verbundene Normalisierung der Trauergefühle kann somit entlastend auf die Angehörigen wirken und die Bereitschaft, die Trauer auszudrücken, erhöhen.

Weiterhin sollten die Angehörigen darüber aufgeklärt werden, dass aufgrund der antizipatorischen Trauer das Trauererleben nach dem Tod des Menschen mit Demenz weniger stark ausgeprägt sein kann, weil die Trauerarbeit schon zu Lebzeiten erfolgte. Dieses Wissen kann die Angehörigen vor Schuldgefühlen und Irritation über ihre möglicherweise ausbleibenden Trauergefühle schützen. Entlastend kann auch die Information sein, dass viele pflegende Angehörige den Tod des demenzerkrankten Familienmitglieds als Erleichterung erleben.

4.2.11 Abschlussgespräch – Förderung des Transfers

Neben der gemeinsamen Zusammenfassung und Bewertung der therapeutischen Arbeit sollte im Abschlussgespräch vor allem die Aufrechterhaltung der erreichten Therapieziele fokussiert werden. Weiterhin ist es sehr sinnvoll, die herausgearbeiteten persönlichen Werte noch einmal zu thematisieren. So können die persönlichen wertebasierten Ziele sowie Strategien, Aktivitäten und Schwierigkeiten hinsichtlich ihrer Umsetzung zusammengefasst und schriftlich festgehalten werden (vgl. Márquez-Gonzáles et al., 2010, S. 37–49):

Wertebasierte Ziele, Strategien, Aktivitäten und Schwierigkeiten am Therapieende schriftlich festhalten:

- Ich pflege meinen Angehörigen, weil ... (z. B. aus Dankbarkeit für alles was sie für mich getan hat).
- Folgende Dinge sind mir wertvoll und wichtig: ... (z. B. meine Gesundheit).
- Was tue ich dafür? ... (z. B. einmal in der Woche schwimmen gehen).
- Was erlaube ich mir zu tun, zu denken, zu fühlen? ... (z. B. um Hilfe bitten, manchmal wütend zu sein, ohne mich schuldig zu fühlen).
- Auf diesem Weg möchte ich auf folgende persönliche Schwächen oder Dinge achten: ... (z. B. anerkennen, dass ich nicht die „Superpflegende“ sein muss und mich auch um mich selbst kümmern darf und möchte).

Pflege besteht weiter nach Therapieabschluss

Der Abschluss der Therapie deckt sich in der Regel zeitlich nicht mit dem Ende der Pflege. So sind die Angehörigen zukünftig noch mit vielen, sich verändernden Anforderungen konfrontiert. Daher sollte im Abschlussgespräch an die bearbeiteten Themen wie Beachtung der Belastungsgrenze, Umgang mit institutioneller Pflege, Sterben und Tod sowie die Inanspruchnahme von professioneller und informeller Hilfe erinnert werden. Ein ressourcenorientierter Abschluss kann zum einen durch die Wertschätzung und Würdigung der erreichten Therapieziele und Pflegeleistung sowie zum anderen durch Anregungen über weitere Hilfsmöglichkeiten erfolgen. Diese Angebote, wie beispielsweise die Teilnahme an einer Angehörigengruppe, sind in Kapitel 4.2.5 beschrieben und können den Angehörigen auch langfristig Rückhalt und Unterstützung ermöglichen.

4.3 Effektivität psychosozialer und psychotherapeutischer Interventionen

In der Versorgung existieren vielfältige Unterstützungsangebote zur Entlastung pflegender Angehöriger wie zum Beispiel im Gruppenformat angeleitete Selbsthilfegruppen oder Schulungskurse zur Pflege. Zudem gibt es auch zahlreiche telefonische Beratungsmöglichkeiten und inzwischen auch zunehmend Online-Beratung. Die wenigsten dieser Angebote in der Praxis sind theoriebasiert und evaluiert. Die regelhafte Etablierung von wissenschaftlich fundierten Unterstützungskonzepten für pflegende Angehörige ist bisher in der Versorgung noch nicht umgesetzt, obwohl inzwischen Interventionskonzepte mit nachgewiesener Effektivität vorliegen. Die meisten dieser Interventionsstudien wurden für Angehörige von Menschen mit Demenz konzipiert und erprobt, da diese Gruppe besonders starke Belastungen und gesundheitliche Beeinträchtigungen aufweist und demenzielle Erkrankungen die häufigste Ursache für Pflege- und Betreuungsbedürftigkeit darstellt.

Metaanalysen belegen kleine bis mittlere Effekte

Die Ergebnisse mehrerer Metaanalysen und zahlreicher Einzelstudien belegen die gesundheitsfördernden Effekte spezifischer psychosozialer und psychotherapeutischer Unterstützungsangebote für pflegende Angehörige von Menschen mit unterschiedlichen Erkrankungen (Pinquart & Sörensen, 2006; Selwood, Johnston, Katona, Lyketsos & Livingston, 2007). Insgesamt zeigten kognitiv-behaviorale Behandlungskonzepte (KVT) und multimodale Programme die größten mittleren Effektstärken hinsichtlich gesundheitsbezogener Zielgrößen (Brodaty & Arasaratnam, 2012; Gallagher-Thompson & Coon, 2007; Selwood et al., 2007).

KVT und ACT erfolgreich bei pflegenden Angehörigen

Losada und Kollegen (2015) konnten zudem zeigen, dass Akzeptanz- und Commitment-Therapie (ACT) vergleichbar effektiv ist wie klassische kognitiv-behaviorale Verhaltenstherapie (KVT). Es wurden jedoch nur Angehörige mit klinisch auffälligen Depressionswerten einbezogen und die KVT zeigte sich überlegen hinsichtlich der Aufrechterhaltung der therapeutischen Effekte.

Im Folgenden werden ausgewählte Befunde zu spezifischen Interventionskonzepten in Bezug auf verschiedene altersrelevante Erkrankungen vorgestellt. Angehörigenkurse, die ausschließlich auf Wissensvermittlung beruhten, zeigten für Angehörige von Schlaganfallpatienten und Menschen mit Demenz eine Zunahme an Pflegekompetenz und krankheitsrelevantem Wissen, jedoch keine Effekte auf das psychische Wohlbefinden oder die Lebensqualität (Corbett et al., 2012; Kurz & Wilz, 2011; Selwood et al., 2007; Wilz & Böhm, 2007).

Angeleitete Selbsthilfegruppen weniger effektiv

Die Befundlage zu angeleiteten Selbsthilfegruppen ist sehr heterogen, meist werden geringe Effektstärken berichtet. In einer Evaluationsstudie zu bereits bestehenden angeleiteten Selbsthilfegruppen in Deutschland konnten keine gesundheitlichen Effekte nachgewiesen werden, die teilnehmenden Angehörigen waren jedoch sehr zufrieden mit dem jeweiligen Angebot (Kalytta & Wilz, 2016).

Interventionen für Angehörige von Tumorerkrankten

Interventionskonzepte für Angehörige von Tumorerkrankungen wurden meist für die Dyade Patient-Ehepartner oder im Gruppenformat angeboten und beinhalteten vor allem Wissensvermittlung über die Erkrankung und medizinische Versorgung. Einige der Konzepte integrierten die Förderung von Problemlösekompetenzen und Bewältigungsstrategien. Die bisher vorliegenden Studien konnten für die Gruppenprogramme keine Wirksamkeit auf die Belastung und Gesundheit der Angehörigen nachweisen. Moderate Effekte, insbesondere hinsichtlich Kompetenz- und Wissenserwerb, konnten jedoch für die dyadischen Interventionen festgestellt werden (Heinrichs et al., 2012).

Interventionen für Angehörige von Schlaganfallpatienten

In der TIPS-Studie (Telefonische Intervention für pflegende Angehörige von Schlaganfall-Betroffenen) konnten mit einem Problemlöseansatz im Rahmen einer 3-monatigen Hauptinterventions- und 9-monatigen Erhaltungsphase depressive Symptome und subjektive Körperbeschwerden gegenüber der Kontrollgruppe signifikant reduziert werden (Pfeiffer et al., 2014).

Interventionen für Angehörige von Menschen mit Demenz

Das „Tele.TAnDem“-Interventionskonzept (Telefonische Therapie für Angehörige von Menschen mit Demenz) beinhaltet individuell einsetzbare problem-, kognitions- und emotionsorientierte psychotherapeutische Interventionsstrategien, die auf den Grundsätzen der klassischen kognitiven Verhaltenstherapie und deren Weiterentwicklungen beruhen (Wilz et al., 2015). Dabei handelt es sich zum einen um Interventionsstrategien, die bereits in anderen Studien häufig eingesetzt wurden, wie die Verbesserung der Problemlösefähigkeit, die Vermittlung von Wissen und die Förderung der Selbstfürsorge. Zum anderen wurden spezifische Aspekte, wie die Erweiterung des Hilfenetzes sowie die Modifikation von dysfunktionalen Einstellungen, das Umgehen mit belastenden Emotionen und die Auseinandersetzung mit Verlust und Trauer fokussiert, die bisher wenig berücksichtigt wurden (Kurz & Wilz, 2011). Die Evaluationsergebnisse der Tele.TAnDem-Kurzzeitintervention (sieben Sitzungen) zeigten kurz- und langfristige Verbesserungen hinsichtlich des psychischen Wohlbefindens und der körperlichen Gesundheit (Wilz & Soellner, 2016; Wilz, Meichsner & Soellner, 2016). In der Tele.TAnDem-Folgestudie mit zwölf therapeutischen Gesprächen über einen Zeitraum von sechs Monaten konnte eine stärkere Wirksamkeit nachgewiesen werden. So profitierten die Angehörigen in Bezug auf die Zielgrößen psychisches Wohlbefinden, depressive Symptome, körperliche Gesundheit, Lebensqualität, Stressbewältigung, Akzeptanz der Verluste und Bewältigung der Pflegebelastung und Umgang mit Verhaltensauffälligkeiten (Wilz, Reder, Meichsner & Soellner, 2018; Wilz, Weise, Reiter, Reder, Machmer & Soellner, 2018).

4.3.1 Intensität und Dauer der Intervention

Der bisherige Forschungsstand verdeutlicht, dass wirksame Angehörigeninterventionen zeitlich intensiv und langfristig sind (Brodaty & Arasaratnam, 2012). Beispiele für effektive langfristige Interventionen sind das NYUCI-Konzept (Mittelman, Roth, Coon & Haley, 2004), welches nach einer hochfrequenten persönlichen und familienorientierten Beratungsphase eine kontinuierlich andauernde Telefonberatung und Angehörigengruppen vorsieht. In der REACH-I-Studie konnte nur für eine der verschiedenen Interventionskonzepte eine generelle Wirksamkeit nachgewiesen werden. Diese zeichnete sich durch eine sehr hohe Sitzungszahl von 52 Terminen und einer Dauer von 12 Monaten aus (Eisdorfer et al., 2003). Entsprechend dieser Vorergebnisse beinhaltete die positiv evaluierte REACH-II-Intervention 12 Sitzungen bei einer Dauer von sechs Monaten.

Die Evaluationen der Tele.TAnDem-Intervention bestätigen diese Befunde: Die intensivere Intervention mit zwölf Sitzungen über einen Zeitraum von sechs Monaten erbrachte stärkere Effekte in Bezug auf mehrere Zielgrößen (Wilz, Reder, Meichsner & Soellner, 2018; Wilz, Weise, Reiter, Reder, Machmer & Soellner, 2018). Daher sollte eine therapeutische Unterstützung für pflegende Angehörige im Idealfall mindestens zwölf Sitzungen beinhalten und prinzipiell von derselben Person professionell begleitet werden. Empfehlenswert sind Interventionen über einen längeren Zeitraum von sechs Monaten mit regelmäßigen Gesprächen. Dies entspricht dem Bedarf von pflegenden Angehörigen, die eine langfristige Begleitung wünschen und benötigen, da sich die Pflegesituation im Verlauf stark ändern kann und die Angehörigen stetig mit neuen Herausforderungen konfrontiert sind. Der Vorteil längerfristiger Angebote ist vor dem Hintergrund zu sehen, dass die Aufrechterhaltung eines Pflegearrangements durch den Angehörigen einen oft Jahre andauernden dynamischen Prozess darstellt.

Bedarf an langfristiger therapeutischer Begleitung

4.3.2 Unterschiedliche Settingbedingungen

Telefonische psychotherapeutische Interventionen stellen eine niedrigschwellige und ökonomische Alternative zu gruppen- oder individuumsbasierten Interventionsansätzen im institutionellen oder häuslichen Umfeld dar. Mittels Telekommunikation kann die Unterstützung einem großen Nutzerkreis und besonderen Zielgruppen, z. B. bei eingeschränkter Mobilität oder in strukturschwachen Regionen, zugänglich gemacht werden. Insbesondere für Angehörige, die selbst erkrankt sind, nicht mobil sind oder keine Betreuungsmöglichkeiten für den Pflegeempfänger haben, ist diese Form der Unterstützung sehr hilfreich. Studien zu telefonbasierten Interventionen zeigen insgesamt positive Ergebnisse (Tremont et al., 2015). Die Studien zur Wirksamkeit von Tele.TAnDem belegen zudem, dass eine reine telefonische Intervention keine Nachteile gegenüber einer Intervention im Face-to-face-Setting hat (Wilz & Soellner, 2016; Wilz, Reder, Meichsner & Soellner, 2018).

Telefonische Unterstützungskonzepte

Der Vorteil von professionell angeleiteten Angehörigengruppen liegt in dem Austausch der Angehörigen untereinander und der Möglichkeit, Kontakte zu anderen Personen in einer ähnlichen Lebenssituation knüpfen zu können. Im Vergleich zu individuellen Interventionen wurde für gruppenbasierte Angebote jedoch durchschnittlich eine geringere Effektivität festgestellt, zudem sind die Barrieren, ein Gruppenangebot aufzusuchen, für viele pflegende Angehörige besonders stark ausgeprägt (Selwood et al., 2007).

Online-Interventionen

Erste international durchgeführte Studien konnten die Wirksamkeit internetbasierter Interventionen für pflegende Angehörige hinsichtlich einer Reduktion der Stress- und Pflegebelastung nachweisen. Die Metaanalyse von Chi und Demiris (2015) wertete die Ergebnisse von 33 Interventionsstudien (zum Teil mit unkontrolliertem Design) für Angehörige von Patienten unterschiedlicher Erkrankungsgruppen aus. In über 95 % der Studien konnten Verbesserungen in den erhobenen Zielgrößen festgestellt werden, zudem waren die Angehörigen sehr zufrieden mit den jeweiligen Angeboten. Trotz der zahlreichen Vorteile von internetbasierten Interventionen für pflegende Angehörige liegen zum jetzigen Zeitpunkt bis auf wenige Pilotstudien, keine kontrolliert-evaluierten Angebote in Deutschland vor. Eine Ausnahme bildet eine eigene Studie zur psychotherapeutischen Online-Unterstützung von pflegenden Angehörigen von Menschen mit Demenz. Die Ergebnisse zeigten Verbesserungen des Wohlbefindens, der Ressourcen und des Umgangs mit Verlust und Trauer bei den Angehörigen der Interventionsgruppe im Vergleich zur Kontrollgruppe (Meichsner, Theurer & Wilz, 2018).

5 Der Pflege- und Betreuungsalltag: Überblick zu häufigen Alterssyndromen

5.1 Seh- und Höreinschränkungen

Seh- und Hörstörungen nehmen im höheren Lebensalter stark zu und zählen neben Schmerzsymptomen zu den häufigsten geriatrietypischen Diagnosen. Katarakt (Linsentrübung, „Grauer Star"), altersbezogene Makuladegeneration (Netzhauterkrankung), Glaukom (Erhöhung des Augeninnendrucks, „Grüner Star") sowie die diabetische Retinopathie sind die Haupterkrankungen des Auges beim älteren Menschen. Seheinschränkungen beeinträchtigen die Durchführung alltäglicher Aktivitäten und sind ein bedeutsamer Risikofaktor für Stürze. Aufgrund der fehlenden Wahrnehmung von Mimik und Gestik des Gegenübers erschweren Seheinschränkungen die Kommunikation mit anderen. Ein beeinträchtigtes Sehvermögen ist mit einer verringerten Lebenszufriedenheit und erhöhten Depressivität assoziiert.

Medizinische und operative Maßnahmen spielen bei der Behandlung einiger Sehstörungen (z. B. Katarakt) eine zentrale Rolle. Bei anderen Sehstörungen müssen dagegen kompensatorische Strategien geübt werden (z. B. Nutzung spezieller Lesegeräte, Trainings zur Orientierung). Weitere Informationen finden sich beim Deutschen Blinden- und Sehbehindertenverband e. V. (www.dbsv.org).

Die ebenfalls häufigen Hörstörungen haben ihr Ursache neben verschiedenen Ohrerkrankungen (z. B. entzündliche Otitis) und schädlichen Einflüssen (z. B. Lärm, toxisch-medikamentöse Nebenwirkungen) vor allem in einer altersphysiologischen Degeneration (Presbyakusis). Kernsymptome sind das schlechtere Hören hoher Frequenzen sowie ein eingeschränktes Sprachverständnis, das sich zum Beispiel in Situationen, in welchen mehrere Personen gleichzeitig sprechen, zeigt. Neben der lautsprachlichen Kommunikation mit anderen Menschen ist durch die Schwerhörigkeit auch die Orientierung in der akustischen Welt beeinträchtigt. Nicht selten werden nicht erkannte Hörstörungen im Alltag als kognitive Einbußen fehlinterpretiert.

Zur Kompensation der Höreinschränkungen sollte eine beidseitige Versorgung durch Hörgeräte angestrebt werden. Diese sollte möglichst frühzeitig erfolgen, damit sich der Hörgeschädigte noch an die Hörhilfen gewöhnen bzw. im Umgang mit dieser eine Routine entwickeln kann. Eine gute Versorgung mit apparativen Hörhilfen kann einen positiven Effekt auf depressive Symptome und kognitive Fähigkeiten des Hörgeschädigten haben. Prophylaktisch sollte Lärm vermieden und auf eine ausreichende Flüssigkeitsaufnahme geachtet werden. Bei Personen mit einer demenziellen Erkrankung und gleichzeitiger Höreinschränkung ist zu berücksichtigen, dass Hör- und Verständnisschwierigkeiten nicht unbedingt zusammenhängen.

Mit Schwerhörigen sollte langsam und deutlich, aber nicht zu laut gesprochen und Nebengeräusche sowie Orte mit starker Hallbildung vermieden werden. Für Menschen mit beeinträchtigtem Hörvermögen ist es in der Regel hilfreich, wenn die Lippenbewegungen, aber auch Mimik des Sprechenden gut erkennbar ist. Ein Ansprechen von hinten sollte dagegen vermieden werden.

Verschiedene Rategeber bzw. Informationsblätter zum Thema sind über die Internetseite des Deutschen Schwerhörigenbundes e.V. erhältlich (www.schwerhoerigkeit.de).

5.2 Immobilität

Mobilitätsbeeinträchtigungen sind durch altersbedingte Veränderungen (biologische Alterung), mangelnde körperliche Aktivität (passiver Lebensstil) und akute oder chronische Erkrankungen (Multimorbidität) bedingt und stellen das zentrale Kriterium für Gebrechlichkeit im Alter dar. Häufige Ursachen sind Einschränkungen des Bewegungsapparates (z.B. Arthrose), neurologische Defizite (z.B. Lähmungen), kardiopulmonale Erkrankungen (z.B. schnelle Erschöpfung), psychische Störungen (z.B. beeinträchtigter Antrieb bei Depression), kognitive Beeinträchtigungen (z.B. mangelnde Orientierung bei Demenz), aber auch die unkritische Verordnung von Bettruhe, sedierende Medikamente oder die Aufgabe von Aktivitäten aus Angst vor Stürzen. In einer Abwärtsspirale aus muskulärem Abbau und kontinuierlich weiter reduzierter körperlicher Aktivität, nehmen die Funktionseinschränkungen, aber auch das Sturzrisiko stetig zu. Im ungünstigsten Verlauf führt der Verlust der körperlichen Leistungsfähigkeit zur Bettlägerigkeit, die häufig weitere Folgekomplikationen mit sich bringt (z.B. Atrophie der Muskulatur, Pneumonien, tiefe Beinvenenthrombosen mit konsekutiven Lungenembolien, Dekubitalgeschwüre, Depression). Da die Folgen der Bettlägerigkeit oft nur aufwendig therapierbar sind und einen hohen Pflegeaufwand erfordern, sollte bei gefährdeten Personen unbedingt auf prophylaktische Maßnahmen und eine bereits präventiv aktivierende Behandlung geachtet werden. **Bettlägerigkeit**

Hilfsmittel Neben den im Kapitel 5.3 beschriebenen Maßnahmen spielen bei bereits (deutlich) bewegungseingeschränkten Personen Hilfsmittel und Umgebungsfaktoren eine zunehmend wichtige Rolle. Häufig sind ältere Menschen nicht in die richtige Nutzung verordneter Hilfsmittel eingewiesen, verwenden diese nicht (z.B. Rollator steht im Treppenhaus, Angehöriger hat Angst, den elektrischen Treppensteiger zu benutzen) oder in falscher Weise (z.B. Rollstuhl wird nicht als Fortbewegungsmittel, sondern nur als Sitzmöbel genutzt).

Wohnraumanpassung

Für die adäquate Nutzung von Hilfsmitteln (z. B. zur Fortbewegung im Rollstuhl) und bessere Sicherheit (z. B. bei den Transfers) sind zum Teil Wohnungsanpassungen notwendig und sinnvoll. Adressen von speziellen Wohnberatungsstellen sind über die Bundesarbeitsgemeinschaft Wohnungsanpassung (www.wohnungsanpassung-bag.de) abrufbar.

In der Psychotherapie mit pflegenden Angehörigen sollten die genannten Punkte, aber auch Befürchtungen des Pflegenden (z. B. dass eine aktivierende Versorgung des Pflegebedürftigen zu viel Zeit kostet) direkt angesprochen werden.

5.3 Posturale Instabilität und Stürze

Sturzrisiken und Stürze

Mindestens ein Drittel der über 65-Jährigen stürzt mindestens einmal pro Jahr, die Hälfte von ihnen sogar mehrfach. Hierbei werden folgende Risikofaktoren unterschieden:

- Personenbezogene Risikofaktoren (z. B. Balancestörung, Visusminderung),
- medikamentenbezogene Risikofaktoren (z. B. psychotrope Medikamente, Neuroleptika),
- umgebungsbezogene Risikofaktoren (z. B. Stolperschwellen, mangelnde Beleuchtung),
- situationsbezogene Risikofaktoren (z. B. Verwendung von riskanten Hilfsmitteln).

Sturzangst

Gangunsicherheit oder Stürze führen häufig zu Sturzangst und damit verbunden zu einer weiteren Einschränkung körperlicher Aktivität mit weiteren negativen Konsequenzen. Sturzangst kann jedoch vor dem Hintergrund eines tatsächlichen Sturzrisikos nicht prinzipiell als pathologisch betrachtet werden. Problematisch ist es, wenn die Einschätzung des eigenen Risikos deutlich von dem physiologischen Risiko abweicht und die Wahrnehmung sturzassoziierter Situationen mit einem Fokus auf mögliche Gefahren und negative Folgen in unflexibler Weise erfolgt. Eine Unterschätzung des eigenen Sturzrisikos kann auf der anderen Seite jedoch mit einem ebenfalls unerwünschten erhöhten Sturzrisiko einhergehen. Beide Formen der Fehleinschätzung können für Angehörige sehr belastend sein und zu Konflikten in der Pflegebeziehung führen. Aus Angst vor (weiteren) Stürzen kann es auch passieren, dass pflegende Angehörige die körperliche Aktivität der Pflegebedürftigen in unangemessener Weise einschränken.

Sturzprävention

Mittlerweile gibt es zahlreiche Angebote zur Sturzprävention, die meist als Kernelemente eine Verringerung der Risikofaktoren sowie ein individuelles Training zur Verbesserung der Balance und Kraft enthalten. Trainingsinterventionen werden auch für ältere Menschen mit Vorerkrankungen und hohem Sturzrisiko in ambulanten Gruppen oder als individuelle Schulungen zu Hause angeboten. Sie sind bei entsprechender Anleitung (und gegebener Gruppenfähigkeit) auch bei Personen mit kognitiven Einschränkungen wirksam. Haupthindernis zur Wahrnehmung entsprechender Angebote ist jedoch häufig der Transport zur Trainingsstätte.

Spezielle Interventionen für Personen mit Sturzangst, die körperliches Training mit verhaltenstherapeutischen Elementen (z.B. kognitive Umstrukturierung, graduelle Exposition, Entspannung, Aktivitätsplanung) zur Reduktion von Sturzangst kombinieren, werden in Deutschland bislang nur punktuell angeboten.

Wohnortnahe Trainingsangebote können unter anderem über die Landesverbände des Behindertensports abgefragt werden.[2] Ambulante Pflegedienste sind auf Basis des Expertenstandards „Sturzprophylaxe in der Pflege" auch im häuslichen Umfeld beratend und schulend tätig. Gute Informationsbroschüren zur Sturzprävention oder dem Training von Kraft oder Balance sind zum Beispiel kostenlos (Stand 27.10.2016) über die Bundeszentrale für gesundheitliche Aufklärung erhältlich.[3]

Im Rahmen der psychotherapeutischen Behandlung sollten insbesondere ängstliche und überfürsorgliche Pflegende in einer flexibleren Wahrnehmung sturzkritischer Situationen und der Abwägung von Risiken und Mobilitätsgewinn (z.B. Selbstständigkeit, angenehme Aktivitäten, Erhaltung motorischer Fähigkeiten) unterstützt werden. In diesem Kontext kann auf die Bedeutung der Reduktion umgebungsbezogener Risikofaktoren, mögliche Hilfsmittel (z.B. Hüftprotektoren) und entsprechende Beratungsmöglichkeiten hingewiesen werden.

Das Abwägen von Risiken hat oft auch in der Planung von gewünschten gemeinsamen Aktivitäten mit dem Pflegebedürftigen eine große Bedeutung. Hier sollten alle problematischen und angstbesetzten Schritte betrachtet (z.B. Treppensteigen, Transfer vom Rollstuhl ins Auto, Nutzung öffentlicher Verkehrsmittel) und eventueller weiterer Schulungsbedarf (z.B. durch Physiotherapeuten) besprochen werden.

Ist die pflegende Person bereits selbst im Rentenalter, sollte das Thema Stürze und Sturzprävention gegebenenfalls auch ihr gegenüber angesprochen (z.B. Stürze im letzten Jahr, gangunsichere Situationen) und auf entsprechende Angebote hingewiesen werden.

2 www.dbs-npc.de/sportentwicklung-landesverbaende.html

3 Gleichgewicht und Kraft – Einführung in die Sturzprävention und Gleichgewicht und Kraft – Das Übungsprogramm – Fit und beweglich im Alter. Siehe www.bzga.de/infomaterialien/gesundheit-aelterer-menschen/

5.4 Ess- und Trinkstörungen

Mangelernährung, Untergewicht

Ernährung spielt im Leben, aber auch in der Pflege von älteren Menschen eine bedeutsame und vielschichtige Rolle. Störungen der Ernährung können sowohl Folge als auch Ursache von Erkrankungen sein. Der Hauptunterschied im Ernährungsstatus zu jüngeren Erwachsenen besteht darin, dass alte Menschen häufiger mangelernährt und untergewichtig sind. Bei der Mangelernährung wird zwischen einer Protein- und Kalorienmangelernährung beziehungsweise einer Kombination von beiden unterschieden.

Ein Body-Mass-Index unter 20 ist bei älteren Menschen als kritischer Ernährungszustand zu werten. Weitere Kriterien sind der unbeabsichtigte Gewichtsverlust von 5 % in drei Monaten bzw. 10 % in sechs Monaten. Im Gegensatz zu jüngeren Personen gelten ältere Menschen erst ab einem Body Mass Index von 30 als übergewichtig. Als gutes Kurzassessment kann das „Screening-Instrument zur Einschätzung der Ernährungssituation älterer Menschen" (Kaiser et al., 2009) verwendet werden. Die Essgewohnheiten der Pflegenden, die nicht selten ihre eigene Ernährung vernachlässigen, sollten ebenfalls beachtet werden.

Flüssigkeitsmangel

Trinkmenge

Ein Risiko für alte Menschen ist der Flüssigkeitsmangel (z. B. aufgrund eines reduzierten Durstempfindens, Angst vor nächtlichen Toilettengängen). Als Richtwert für die tägliche Flüssigkeitszufuhr bei älteren Menschen gelten 30 ml/kg Körpergewicht, wobei zwei Drittel als Trinkmenge zu veranschlagen sind. Das andere Drittel wird bei üblicher Ernährung über die Mahlzeiten aufgenommen.

Aufgrund der Vielzahl möglicher Ursachen (organisch, medikamentös, sozial, psychisch, kognitiv) von Mangelernährung können keine generellen Therapieempfehlungen gegeben werden. Grunderkrankungen (z. B. des Zahn- und Kieferapparats), Verdauungsstörungen, Medikamenteneinnahme oder Diätverordnungen sollten in jedem Fall von ärztlicher Seite überprüft und gegebenenfalls behandelt werden.

Da die Sicherstellung eines ausreichenden Ernährungs- und Trinkverhaltens des Pflegebedürftigen häufig konfliktbeladen ist, kann dies auch ein wichtiges Themenfeld innerhalb der Psychotherapie darstellen (vgl. Kasten). Mögliche problematische Formen des Essverhaltens zeigen sich zum Beispiel daran, dass der Pflegebedürftige das Essen ablehnt (z. B. die Hände vor den Mund hält), mit dem Essen spielt, ohne zu essen, nur einzelne Lebensmittel akzeptiert oder Nahrung nur aufnimmt, wenn das Essen gereicht wird. In solchen Situationen fällt es den pflegenden Angehörigen oft schwer, zu unterscheiden, ob die Nahrung vom Gepflegten einfach abgelehnt wird oder dieser nicht in der Lage ist, sie aufzunehmen. Für die Entwicklung von Verhaltensalternativen ist auch hier ein Verständnis für die mögliche krankheitsbedingte Wahrnehmung des Pflegebedürftigen von Bedeutung. So kann zum Beispiel aus der Perspektive eines Menschen mit Demenz eine Mahlzeit unter Umständen nicht als zusammenhängende Handlung oder Situation erlebt und von Augenblick zu Augenblick wieder neu interpretiert oder auch vergessen werden. Vom demenziell Erkrankten kann die Atmosphäre auch als unangenehm empfunden werden (z.B. wegen der Ungeduld des pflegenden Angehörigen) und dazu führen, dass er deshalb nicht mehr essen möchte oder die Situation einfach dahingehend deutet, dass er satt ist). Ebenfalls zu beachten ist, dass Menschen mit Demenz teilweise Körpersignale wie Magenknurren oder einen trockenen Mund nicht mehr als Hunger oder Durst interpretieren können. Die Unterstützung beim Essen ist deshalb oft eine anspruchsvolle und sehr zeitintensive Aufgabe. Zur Sensibilisierung für das Thema können pflegende Angehörige auf entsprechende Broschüren hingewiesen werden (vgl. Kap. 6.2).

Praxistipps zur Ernährung (z.B. Matolycz, 2016)

- Für eine entspannte Atmosphäre sorgen.
- Gesellschaft am Tisch (den Tisch nicht nur für den Pflegebedürftigen decken).
- Pürierte Kost („Breikost") sollte nicht unreflektiert gegeben werden.
- Ansprechende Zubereitung auch bei pürierten und anderweitig zerkleinerten Speisen.
- Gegebenenfalls das Essen verstärkt würzen oder süßen (z.B. bei reduziertem Geschmacksempfinden), hierbei auch beachten, dass das Empfinden von salzig und süß unter Temperaturerhöhung eher verstärkt wird, das Empfinden von sauer nimmt dagegen eher ab.
- Die Einnahme von Nahrung sollte nicht an den Umgang mit Kleinkindern erinnern (z.B. vermeiden von Begriffen wie „Lätzchen" oder „Füttern") und soweit möglich nicht mit dem Löffel, Schnabelbecher und „Umhängeservietten" erfolgen.
- Beim Reichen von Essen sollte der Teller in Sichtweite des Gepflegten stehen. Das „Vorhalten" des nächsten Bissens sollte vermieden werden. Der Blickkontakt sollte möglichst auf Augenhöhe erfolgen.
- Fingerfood oder die Verwendung eines Strohhalms können die Unterstützung teilweise unnötig machen.
- Beachtung der Körpersignale des Pflegebedürftigen (z.B. Verziehen des Gesichts).

Künstliche Ernährung, Patientenverfügung, Betreuungsvollmacht

Eine weitere oft schwierige Frage stellt sich pflegenden Angehörigen, wenn zu entscheiden ist, ob eine enterale („künstliche") Ernährung erfolgen soll. In solchen Fällen ist zu klären, ob der Pflegebedürftige die Nahrungszufuhr aktiv ablehnt und eine zwangsweise Ernährung dessen Selbstbestimmungsrecht widersprechen würde. Darüber hinaus ist ein solcher Wunsch des Pflegebedürftigen vor dem Hintergrund seiner vorliegenden Erkrankung, deren Prognose, aber auch möglicher psychiatrischer Komorbiditäten (z.B. Depression) zu betrachten. Bei älteren Personen, die ihren Willen diesbezüglich nicht mehr kundtun können, muss überprüft werden, ob eine entsprechende Willenserklärung (z.B. Patientenverfügung) vorliegt. Eine Entscheidung durch Angehörige ist nur dann rechtens, wenn eine entsprechende Betreuungsvollmacht vorliegt. Hilfreich für die Entscheidungsbildung kann eine ethische Fallkonferenz sein, in der alle wichtigen involvierten Personen (Angehörige, Arzt, Pfleger, Therapeuten) beteiligt sind. In unklaren oder strittigen Fällen muss die Frage der Betreuung bzw. der künstlichen Ernährung über das Vormundschaftsgericht entschieden werden.

5.5 Sexuelle Probleme

Sexualität ist im höheren Alter stärker adaptiv

Alters- und krankheitsbedingte Beeinträchtigungen führen bei den über 70-Jährigen zunehmend zu einer Adaption oder auch Aufgabe körperlicher Intimität und Sexualität. Häufige altersbedingte Beeinträchtigungen sind vaginale Trockenheit und Atrophie bei Frauen sowie langsamere und schwächere Erektionen, weniger Orgasmen und längere Refraktärzeiten bei Männern. Zahlreiche im Alter gehäuft vorkommende Erkrankungen können die sexuelle Funktionsfähigkeit direkt (z.B. Erektionsstörung) oder auch indirekt (z.B. durch Schmerzen, Lähmungen) beeinträchtigen. Das gleiche gilt für bestimmte Operationen (z.B. Prostatektomie beim Mann) und zahlreiche Medikamente (z.B. Antidepressiva, Blutdrucksenker).

Sexualität mit dem pflegebedürftigen Partner

Die Sexualität von pflegenden Angehörigen mit ihren pflegebedürftigen Partnern wurde bislang wenig untersucht. In einer Interventionsstudie mit belasteten pflegenden Angehörigen von älteren Schlaganfall-Betroffenen (Pfeiffer et al., 2014) gaben 37% der pflegenden (Ehe-)Partner an, dass Sie Ihre Bedürfnisse nach körperlicher Nähe und Sexualität mit ihrem Partner bzw. ihrer Partnerin nicht leben können. Die Hälfte von ihnen fand dies mittelgradig oder sehr belastend.

Krankheitsbedingte Veränderungen der Sexualität wie zum Beispiel nach einer hirnorganischen Schädigung können sehr unterschiedlich sein und vom sexuellen Interessens- oder Fähigkeitsverlust bis zu einem gesteigerten sexuellen Interesse reichen. Manche Pflegebedürftige können Formen der sexuellen Enthemmung zeigen (z.B. verbal, sich entblößen), können beim Sex kühl und unverbunden wirken, die Sensitivität für die Bedürfnisse des Partners verlieren, sexuell aggressiv sein oder aber auch unmittelbar vergessen, dass sie soeben Sex hatten. Für manche Paare stellt die Sexualität dagegen eine der wenigen verbliebenen Möglichkeiten dar, miteinander in befriedigender Weise in Verbindung zu bleiben. Andere fühlen sich durch die Pflege und Betreuung so erschöpft, dass sie nicht genug Energie für die Aufrechterhaltung ihres Sexuallebens haben. Die zu leistenden intimen Pflegeaufgaben (z.B. Waschen, beim Toilettengang unterstützen) oder die Unbeholfenheit des Pflegebedürftigen können bei pflegenden Angehörigen dazu führen, dass sie die Lust auf Sex mit ihrem Partner verlieren. Manche Paare können sich auf solche Veränderungen gut einstellen, andere pflegende Partner reagieren wütend, frustriert, ängstlich oder nehmen aus Scham vor den sexualisierten Verhaltensweisen des Pflegebedürftigen keine externen Hilfen mehr in Anspruch und meiden die Öffentlichkeit.

Insbesondere bei Paaren, die bis zum Beginn einer Erkrankung ein befriedigendes Sexualleben hatten, kann durch die Förderung der Paarkommunikation eine Aufrechterhaltung körperlicher Intimität häufig positiv beeinflusst werden. Hierbei spielt die Verbesserung der Kommunikation (z.B. äußern eigener Bedürfnisse, Unterstützung des pflegebedürftigen Partners zum Abbau seiner Scham) und das Entwickeln von praktischen Lösungen und Hilfestellungen (z.B. bei Inkontinenz, Halbseitenlähmung) eine wichtige Rolle. Bei Personen, die ihre Bedürfnisse nicht mehr verbal zum Ausdruck bringen können, sollte der Angehörige für die Wahrnehmung von nichtverbalen Zeichen und in diesem Zusammenhang insbesondere auch für Zeichen der Abneigung und der Ablehnung sensibilisiert werden.

Bei demenziell erkrankten Personen ist wiederum ein gutes Krankheitsverständnis wichtig, um z.B. bei sexuellen Andeutungen gegenüber einer fremden Person auch Ursachen wie die Verwechslung des Partners in Betracht zu ziehen. Als besonders herausfordernd werden Erkrankte mit verhaltensbetonten Varianten einer Frontotemporalen Demenz oder disinhibitorischen Symptomen nach Schädigungen des präfrontalen Cortex erlebt, die ihre sexuellen Forderungen auf aggressive Weise stellen. Im günstigsten Fall kann der Angehörige in solchen Situationen auf ruhige Weise erfolgreich eigene Grenzen setzen. Andere mögliche Strategien in diesem Zusammenhang sind:

- die Umlenkung der Aufmerksamkeit des demenziell Erkrankten,
- das Angebot von körperlichen Aktivitäten für mehr Entspannung und Gelassenheit,
- das Angebot von anderen Möglichkeiten zur Befriedigung der Bedürfnisse nach Intimität,
- das Verlassen der Situation oder des Raumes, bis sich die aggressive Stimmung wieder gebessert hat,
- Anpassung des (häuslichen) Umfeldes (z.B. getrennte Schlafzimmer),
- eine medikamentöse Behandlung sollte erst nach sorgfältiger Abwägung mit dem behandelnden Arzt zur Milderung der Verhaltensauffälligkeiten in Betracht gezogen werden.

Wenn die pflegebedürftige Person körperlich sehr stark ist und die pflegende Person sich bedroht fühlt oder eine durch Aggression geprägte langjährige Partnerschaft vorliegt, sind die Grenzen des aktuellen Pflegearrangements zu besprechen. Die pflegenden Angehörigen sollten sowohl in der Wahrnehmung und Wahrung eigener Grenzen als auch dem Umgang mit der möglichen eigenen sexuellen Frustration unterstützt werden.

Weitere Austausch- und Informationsmöglichkeiten sind Frontotemporale Demenz-Angehörigengruppen und die von der Deutschen Alzheimer Gesellschaft angebotene monatliche Internet-Video-Gruppe für Angehörige von Menschen mit Frontotemporaler Demenz.[4]

5.6 Inkontinenz

Ein unkontrollierter Urinabgang tritt mit zunehmendem Alter häufiger auf und stellt eine Beeinträchtigung dar, die erhebliche negative psychosoziale Auswirkungen haben kann (z. B. soziale Isolation aufgrund der Angst vor unangenehmen Gerüchen, Scham, Stigma, geringerer Selbstwert). Zahlreiche Untersuchungen haben gezeigt, dass die Inkontinenz des Pflegebedürftigen auch für die pflegenden Angehörigen eine starke Belastung bedeuten kann und vielfach mit Schlafmangel, körperlicher Erschöpfung und eingeschränkter Freizeit verbunden ist (vgl. Tabelle 3). Aus Angst, mit dem inkontinenten Angehörigen z. B. durch unangenehme Gerüche aufzufallen, bleiben pflegende Angehörige oft lieber zu Hause und schränken ihr Sozialleben ein. Die Inkontinenz ist deshalb, insbesondere bei Demenzerkrankten, auch einer der Hauptgründe für die Beendigung der häuslichen Pflege.

Viele Menschen denken, dass eine Harninkontinenz einfach zum Altern gehört und suchen trotz einer Reihe von Behandlungsansätzen keine fachärztliche Hilfe auf.

Für eine adäquate Behandlung ist eine entsprechende Diagnostik zur Inkontinenzform beim Haus- oder entsprechenden Facharzt notwendig (z. B. Trink- und Miktionstagebuch, Urin-Status, Bestimmung des Restharns, Medikamentenscreening, körperliche Untersuchung). Hieraus leiten sich je nach Inkontinenzart entsprechende Therapieansätze ab (z. B. Verhaltensintervention, Toilettentraining, physiotherapeutische Interventionen, operative Therapie, medikamentöse Therapie; Leitlinien siehe Deutsche Gesellschaft für Geriatrie, www.dggeriatrie.de). Manche verhaltensbasierten Interventionen bei kognitiv eingeschränkten Pflegebedürftigen (z. B. in regelmäßigen Abständen angebotener Toilettengang) erfolgen primär über den pflegenden Angehörigen und erfordern dessen kontinuierliche aktive Mitwirkung.

4 Adressen und Kontaktdaten unter www.deutsche-alzheimer.de/die-krankheit/frontotemporale-demenz/ftd-angehoerigengruppen.html

Tabelle 3: Die häufigsten Inkontinenzarten

Dranginkontinenz	Überaktivität der Blase mit plötzlichem, nicht unterdrückbarem Harndrang, der bereits bei kleinen Harnmengen spürbar ist. Durch das Zusammenziehen des Blasenmuskels muss die betroffene Person schnell auf Toilette oder scheidet unfreiwillig Urin aus. Die Dranginkontinenz erfordert oft regelmäßige Toilettengänge (z. B. alle zwei Stunden am Tag und in der Nacht).
Belastungsinkontinenz	Husten, Niesen, Lachen oder andere Tätigkeiten, die die Bauchmuskeln beanspruchen, führen zu Urinverlust. Ursache ist häufig eine geschwächte Funktion der Beckenbodenmuskulatur und des Harnröhrenverschlussmechanismus, die einem plötzlichen Druckanstieg in der Blase nicht mehr standhält.
Mischinkontinenz	Es treten Symptome der Belastungs- und Dranginkontinenz auf.
Überlaufinkontinenz	Starker Harndrang ohne entsprechend urinieren zu können. Die Ursache hierfür ist häufig eine Verengung des Blasenausgangs (z. B. durch eine vergrößerte Prostata, einen Tumor) oder ein geschwächter Blasenwandmuskel. Dadurch, dass die Blase nicht vollständig entleert werden kann und sich immer mehr Urin ansammelt, kommt es schließlich zu einem unkontrollierten Überlaufen beziehungsweise zu Urinabgang.
Stuhlinkontinenz	Stuhlinkontinenz bedeutet einen unwillkürlichen Verlust von Darminhalt (Luft, Darmschleim oder Stuhl). Es können verschiedene Formen der Stuhlinkontinenz unterschieden werden: sensorisch, muskulär, neurogen, durch Obstipation oder durch die Störung der rektalen Speicherfunktion. Eine einfache Einteilung nach Schweregraden reicht vom unkontrollierten Abgang von Winden, über dünnflüssigen Stuhl zu geformtem Stuhl.

Nicht wenige inkontinente Personen nutzen sehr improvisierte, eigene Lösungen zur Inkontinenzversorgung (z. B. mit Damenbinden, Toilettenpapier, Watte oder einer Kombination), die mit einem hohen Risiko im Hinblick auf mangelnde Saugfähigkeit, unangenehme Gerüche, Hautreizungen oder auch nachfolgende Druckgeschwüre verbunden sind. Andere Pflegebedürftige schränken ihre Trinkmenge aufgrund der Inkontinenz deutlich ein, was wiederum andere zahlreiche negative Nebenwirkungen haben kann (vgl. Kap. 5.4). Für eine gute Inkontinenzversorgung stehen je nach Erkrankung zahlreiche (rezeptierbare) Optionen wie aufsaugende Produkte (z. B. Einlagen, Windelhosen), ableitende Produkte (Katheder, Kondomurinal) und weitere Hilfsmittel (Toilettenstuhl, Toilettensitzerhöhung, Urinflasche, Bettpfanne) zur Verfügung. Für die richtige Auswahl ist eine Kontinenzberatung, die in der Regel von Gesundheits- und Krankenpflegerinnen angeboten wird, empfehlenswert.

Die Inkontinenz des Pflegebedürftigen führt oft zu Durchschlafstörungen des Pflegenden und sollte in diesem Zusammenhang immer erfragt werden. Die Notwendigkeit der Berücksichtigung therapeutischer Möglichkeiten sowie einer angemessenen Versorgung zeigt sich auch bei Konflikten, die sich z.B. aufgrund einer Dranginkontinenz entwickeln. Hier entzünden sich die Auseinandersetzungen vielfach an der (eingeforderten) Notwendigkeit, dass der Angehörige fast permanent für die Unterstützung beim Toilettengang verfügbar sein muss. Bei der Planung von außerhäuslichen Aktivitäten mit einem inkontinenten Angehörigen ist auf die Verfügbarkeit von Toiletten zu achten.

5.7 Chronische Schmerzen

Unbehandelte chronische Schmerzen können zahlreiche psychische und körperliche Folgeprobleme verursachen. Das Ausmaß an Schmerzen und körperlichen Beeinträchtigungen bestimmt oft maßgeblich die Teilhabe Älterer am sozialen Leben und deren Fähigkeit zur selbstständigen Lebensführung.

Das Schmerzverhalten kann durch die Reaktionen des sozialen Umfeldes verstärkt und aufrechterhalten werden (z.B. durch Zuwendung, Aufmerksamkeit, Schonung). Insbesondere die Unterstützung von Inaktivität und einer Schonhaltung durch die pflegenden Angehörigen kann sekundär zu einem Muskelabbau und somit zu einem Teufelskreis von „Schmerz – Inaktivität – Muskelabbau – Schmerz" führen. Versorgende Verhaltensweisen (z.B. Aufgaben abnehmen) sind eher mit einem verstärkten Schmerzverhalten verbunden, während emotionale Unterstützung, erlebte Zusammengehörigkeit, soziale Integration und Wertschätzung mit einem geringeren Ausmaß an Schmerzverhalten in Zusammenhang stehen.

Zudem sind mögliche Komplikationen bei der pharmakologischen Schmerztherapie zu beachten. So reagieren ältere Menschen häufig anders auf eine Schmerzmedikation (geringere Wirksamkeit, höhere Komplikationsrate, stärkere Nebenwirkungen) und beachten beim Einnehmen der Medikamente manchmal nicht die empfohlenen Zeiten und Dosierung.

Für ältere Schmerzpatienten haben sich insbesondere kognitiv-behaviorale Verhaltenstherapie sowie emotionsaktivierende und achtsamkeitsbasierte Ansätze als wirksam bzw. potenziell wirksam gezeigt. Hadjistavropoulus und Hadjistavropoulus (2008) entwickelten ein Selbsthilfemanual für ältere Schmerzpatienten, das auch für pflegende Angehörige empfehlenswert ist. So werden in diesem Manual typische dysfunktionale Annahmen über Schmerzen und das Schmerzerleben, wie beispielsweise „Das Erleben von Schmerzen ist ein natürlicher Teil des Altwerdens", vorgestellt und hinterfragt. Weiterführende Informationen zu diesem Selbsthilfemanual sowie allgemein zur Schmerztherapie bei Älteren sind bei Hiller (2015) zusammengefasst.

5.8 Schlafstörungen

Schlafstörungen treten im Alter sehr häufig auf, meist komorbid im Zusammenhang mit einer körperlichen Erkrankung, chronischen Schmerzen oder einer psychischen Symptomatik. Typische Veränderungen der Schlafqualität im Alter sind beispielsweise ein leichterer Schlaf, kürzere Tiefschlafphasen und häufiges kurzes Aufwachen.

Schlafstörungen von pflegenden Angehörigen können mit einem gestörten Schlafrhythmus aufgrund nächtlicher Pflegeanforderungen (z. B. Begleitung zur Toilette, gestörter Tag-Nacht-Rhythmus bei Menschen mit Demenz), ausgeprägtem Belastungserleben und depressiven Symptomen aufgrund der Pflege in Zusammenhang stehen. Umgekehrt begünstigen Schlafstörungen die Entstehung von Angstsymptomen und Depression. Eine erhöhte Vigilanz (aufgrund der Sorge über die nächtliche Befindlichkeit des Pflegeempfängers) kann die Entwicklung einer chronischen Schlafstörung ebenfalls begünstigen. Älteren pflegenden Angehörigen fällt es meist schwer, nach einer nächtlichen Schlafunterbrechung durch den Pflegeempfänger wieder einzuschlafen, besonders dann, wenn diese Unterbrechungen als emotional herausfordernd erlebt werden. Die eigene Mehrfachmedikation vieler älterer Pflegender kann sich ebenfalls beeinträchtigend auf deren Schlafqualität auswirken.

Schlafpausen am Tag, erhöhter Kaffeekonsum, um der Tagesmüdigkeit entgegenzuwirken, abendlicher Alkoholkonsum zur Erleichterung des Einschlafens oder auch ausgedehntere Bettzeiten sind häufig angewandte ungünstige Strategien zur Kompensation des Schlafdefizits.

Für Ältere gelten die bekannten wirksamen therapeutischen Methoden zur Behandlung von Schlafstörungen wie beispielsweise Psychoedukation zur Schlafhygiene und altersbezogenen Veränderungen, Entspannungsverfahren, Stimuluskontrolle sowie kognitive Verfahren zur Reduktion von Intrusionen, Grübeln und belastenden Sorgen (siehe auch Spiegelhalder, Backhaus & Riemann, 2011). Auch die Änderung der Schlafgewohnheiten, wie beispielsweise getrennte Schlafzimmer, kann die Schlafqualität entscheidend verbessern. Prinzipiell ist zu Beginn das Führen eines Schlaftagebuchs empfehlenswert, um individuell passende Ansatzpunkte für hilfreiche Interventionen zu eruieren.

5.9 Depression

Sowohl bei demenziellen Erkrankungen als auch bei anderen chronisch körperlichen Erkrankungen im Alter treten häufig komorbid depressive Störungen auf. Neben den auf Hilfe angewiesenen Personen können auch pflegende Angehörige unter depressiven Symptomen leiden. Diese erschweren die Pflege und können zu den bekannten Teufelskreisen (Inaktivität, fehlende positive Verstärkung, soziale Isolation, Suchtentwicklung, Schmerzverstärkung etc.) führen. Daher sollten Depressionen in der therapeutischen Unterstützung besonders beachtet werden, zumal diese im Alter häufig unerkannt und unbehandelt bleiben. Die Symptome werden oft verkannt und als natürliche Folge des Alterungsprozesses (Abbau körperlicher und geistiger Kräfte) interpretiert. Viel häufiger als im jüngeren Erwachsenenalter ist die maskierte Depression anzutreffen, deren Kennzeichen das Klagen über körperliche Beschwerden ist. Eine Abwesenheit der typischen depressiven Grundstimmung und Symptome wie körperliche Beschwerden (Schmerzen, Appetitverlust), Schlafstörungen, Interesselosigkeit, Energielosigkeit, neuropsychologische Symptome (z. B. Gedächtnisschwäche, Ablenkbarkeit) oder das Klagen über Konzentrations- und Antriebsstörungen, Ängste und Sorgen stehen bei Älteren in der Regel im Vordergrund. Zu beachten ist auch, dass die Suizidrate der über 65-Jährigen höher ist als im jüngeren Erwachsenenalter. Bei den über 85-jährigen Männern wurden in dieser Gruppe die höchsten Suizidraten festgestellt.

Depressionen sind im Alter wirksam mit Psychotherapie zu behandeln. Für pflegebedürftige depressive Menschen hat sich unter anderem ein therapeutisches Vorgehen, basierend auf dem Konzept der selektiven Optimierung und Kompensation, bewährt (Hautzinger, 2016). Weiterführende Hinweise für Angehörige zum Umgang mit Depressiven sind bei Bischkopf (2005) zusammengestellt.

5.10 Kognitiver Abbau und Demenz

Der normale Alternsprozess geht bereits ab dem mittleren Erwachsenenalter mit einer Verschlechterung der kognitiven Leistungsfähigkeit (mit Ausnahme des Wortschatzes) einher. Im höheren Erwachsenenalter ist es deshalb oft nicht einfach, altersübliche Veränderungen der kognitiven Leistungen von leichten kognitiven Einschränkungen („mild cognitive impairment“) und

Demenz

frühen Demenzstadien zu unterscheiden. Leichte kognitive Einschränkungen sind durch Störungen der Konzentration, des Gedächtnisses und Lernschwierigkeiten gekennzeichnet. Während die Bewältigung von Alltagsaufgaben noch gut gelingt, wird das objektiv noch mögliche und erfolgreiche Lernen subjektiv oft bereits als schwierig wahrgenommen. Bei ungefähr drei von vier älteren Menschen ist eine solche leichte kognitive Einschränkung die

Vorstufe einer Demenz. Kernsymptome einer Demenz sind zunehmende Beeinträchtigungen des Gedächtnisses und Denkvermögens, die in unterschiedlichem Umfang mit Veränderungen der emotionalen Kontrolle, des Sozialverhaltens oder der Motivation einhergehen. Den oft ähnlichen Symptomen können jedoch ganz unterschiedliche Erkrankungen der Nervenzellen oder bestimmte Stoffwechselbedingungen zugrunde liegen.

Demenzdiagnose

Mit der Demenzdiagnostik (neuropsychologische Testung, Bildgebung, Biomarker) wird das Vorliegen einer Demenz sowie deren Ursache abgeklärt. Diese ist Grundlage für die Beratung und mögliche Behandlungsschritte und darf nur mit Zustimmung des Patienten bzw. dessen Bevollmächtigten oder rechtlichen Betreuer erfolgen. Die Demenzdiagnostik kann dahingehend entlastend sein, dass sie bei negativem Befund Ängste vor einer demenziellen Erkrankung nimmt, eine Erklärung für wahrgenommene Veränderungen liefert oder bei einigen Demenzformen sogar gute Behandlungsmöglichkeiten aufzeigt. Die Diagnose einer irreversiblen und progredienten Demenzform führt dagegen, sofern die betroffene Person diese mitgeteilt bekommen möchte und ihre Konsequenzen noch verstanden werden, nicht selten zu einer krisenhaften Situation. Ähnliches gilt für die nächsten Angehörigen. Bei den seltenen erblichen Demenzen ist die Diagnose für Geschwister und Kinder auch im Hinblick auf das Risiko selbst eine solche Erkrankung zu entwickeln von doppelter Bedeutung (Kurz et al., 2016).

Demenzinterventionen

Demenzielle Erkrankungen sind bislang nur in geringem Maße (weniger als 10 %) erfolgreich behandelbar. Therapieziele sind deshalb meist nicht die Remission, sondern eine Verlangsamung des Krankheitsverlaufs, ein möglichst langer Erhalt der Selbstständigkeit und der Alltagsaktivitäten sowie eine Verbesserung des Wohlbefindens der Betroffenen und deren Angehörigen.

Während Möglichkeiten einer frühzeitigen pharmakologischen Therapie im präklinischen Stadium derzeit viel beforscht werden, ist die Wirksamkeit der bislang zugelassenen medikamentösen Therapien noch bescheiden. Es gibt Hinweise, dass Cholinesterase-Hemmer und Glutamatantagonisten den Verlauf bei leichtgradig bis mittelschweren Demenzen günstig beeinflussen und den Verlauf der Erkrankung verlangsamen.

Zur nichtpharmakologischen Behandlung gibt es eine Reihe von Ansätzen für verschiedene Demenzstadien, für die die vorliegende Evidenz jedoch oft noch unzureichend ist. Hierzu zählen kognitive Ansätze (z. B. kognitives Training, kognitive Stimulation), reminiszenzbasierte Ansätze, emotionszentrierte Ansätze (z. B. Validationstherapie), klinisch-psychologischen Angebote (z. B. Verhaltensmanagement, Verhaltenstherapie), Ergotherapie, Logopädie, pflegerische Aktivierungsangebote, körperliches Training und Bewegungsinterventionen, Kunsttherapie, aktive und rezeptive Musiktherapie, Milieutherapie, Angehörigenberatung sowie multisensorische Verfahren und Aromatherapie (Forstmeier, 2015; Kurz et al., 2016; Woods, 2015).

Die meisten Interventionen richten sich entweder an den demenziell Erkrankten oder dessen Angehörigen. In den vorangegangenen Kapiteln wurde bereits vielfach Bezug auf spezifische Interventionen für Pflegende von demenziell Erkrankten genommen. Ergänzend soll an dieser Stelle deshalb noch auf dyadische Ansätze für das Stadium der beginnenden Demenz hingewiesen werden, in welchen der an Demenz Erkrankte zusammen mit seinem Angehörigen einen realistischen zukünftigen Pflegeplan entwickelt, der sowohl die Präferenzen des Erkrankten als auch die zur Verfügung stehenden nicht professionellen und professionellen Ressourcen berücksichtigt. Eine solche frühzeitige Planung soll dem Pflegenden helfen, auch zu einem späteren Zeitpunkt Entscheidungen im Sinne des Erkrankten zu treffen, wenn dieser aufgrund seiner Erkrankung dazu nicht mehr selbst in der Lage ist. Zum anderen wurden strukturierte kognitiv-verhaltenstherapeutische Beratungsansätze entwickelt, die sowohl in Einzelsitzungen als auch in gemeinsamen Sitzungen eine Reihe verschiedener Interventionen aufgreifen (z. B. Psychoedukation, Verhaltensmanagement, Paarberatung). Zentrale Aspekte der Paarberatung sind die Identifikation von Wünschen, Ängsten und Erwartungen bezüglich der Beziehung, Schwierigkeiten im Umgang miteinander, Verbesserung der Kommunikation und Adaption, gemeinsame Aktivitäten sowie die Planung der zukünftigen Pflege (Forstmeier, 2015).

5.11 Maligne Erkrankungen

Krebserkrankungen

Maligne oder bösartige Tumorerkrankungen werden im medizinischen Sprachgebrauch auch als Krebs bezeichnet. Unter diesen Sammelbegriffen fallen ganz unterschiedliche Erkrankungen mit jeweils spezifischen Eigenschaften und Verläufen. Krebserkrankungen sind bei jedem achten Pflegefall die erste pflegebegründende Diagnose. Die Chance, zu überleben, ist stark abhängig von der Art der Krebserkrankung, dem Erkrankungsstadium bei Diagnosestellung, den Tumoreigenschaften, aber auch weiteren Faktoren wie dem Alter und dem Geschlecht des Betroffenen.

Kurative Behandlungen oder Behandlungsversuche sind bei älteren Menschen im Prinzip genauso gut möglich wie bei jüngeren Patienten. Therapierelevante Komorbiditäten (z. B. kardiale Erkrankungen, eingeschränkte renale Funktion) können jedoch die Behandlungsoptionen limitieren bzw. die Risiken von unerwünschten Nebenwirkungen deutlich erhöhen. Therapiebegleitend sind bei diesem Personenkreis deshalb unterstützende Maßnahmen zur frühzeitigen Aktivierung und dem Erhalt der Mobilität und Selbstständigkeit von großer Bedeutung.

Palliativmedizinische Betreuung

Häufig ist der Übergang von einer kurativen Behandlung zu einer palliativen Begleitung fließend. Hierbei spielen dann eine bestmögliche Schmerztherapie und Symptomkontrolle (z. B. bei Atemnot) neben psychosozialen und spirituellen Bedürfnissen eine vorrangige Rolle. Neben spezialisierten Angeboten der palliativen medizinischen Versorgung wie sie ambulante und stationäre Hospize oder Palliativstationen an Krankenhäusern anbieten, wird der Hauptteil der palliativmedizinischen Betreuung in Deutschland weiterhin von Hausärzten und ambulanten Pflegediensten erbracht.

Insgesamt gibt es wenige Untersuchungen, die speziell pflegende Angehörige von älteren Krebspatienten untersuchen. Es gibt Hinweise, dass diese Teilgruppe sich im Vergleich zu Pflegenden von jüngeren an Krebs Erkrankten mental, emotional und spirituell besser fühlt, mehr soziale Unterstützung erhält, geringere finanzielle Sorgen und weniger Stimmungsbeeinträchtigungen hat.

Kommunikation

Ein wichtiger Faktor für das Belastungserleben von onkologisch Erkrankten und deren Angehörigen ist die Qualität der innerfamiliären Kommunikation. Pflegende und Krebserkrankte wollen sich oft gegenseitig schützen und vermeiden deshalb wichtige krankheitsbezogene Themen in der Kommunikation sowohl innerhalb der Dyade und Familie als auch gegenüber medizinischen Leistungserbringern. Als besonders belastende Gesprächsthemen werden die Prognose des Erkrankten, zukunftsbezogene Pläne sowie Erinnerungen an die zurückliegende gemeinsame Beziehung empfunden. Oft ist unklar, wer (der Krebserkrankte oder der Pflegende) welche Informationen an wen weitergeben darf und soll. Für das Treffen von Entscheidungen, die ein Abwägen zwischen Behandlungsoptionen, Risiken, erwarteter Lebensqualität und Lebenszeit erfordern sowie für Überlegungen und Wünsche im Hinblick auf das Sterben und den Tod kann die Förderung einer offenen Kommunikation im Rahmen einer Psychotherapie sehr entlastend wirken (siehe auch Kap. 4.2.10).

Dyadische Intervention

Hauptbestandteile bisheriger spezifischer Interventionen bei dieser Zielgruppe adressieren die Pflege des Erkrankten (z. B. Symptommanagement, körperliche Pflege), die Selbstfürsorge des Pflegenden (z. B. Zugang zu Ressourcen) sowie Familien- oder Paaraspekte (z. B. die Beziehung und Kommunikation). Auch in der Psychotherapie mit Angehörigen von an Krebs Erkrankten kann es hilfreich sein, die Erkrankten zumindest punktuell in die Therapie miteinzubeziehen. Ein Behandlungsprogramm für Paare zur Bewältigung gynäkologischer Krebserkrankungen ist bei Heinrichs und Zimmermann (2008) beschrieben.

Weitere Informationen zu Krebserkrankungen finden sich auf den Internetseiten der Stiftung Deutsche Krebshilfe (www.krebshilfe.de), der Deutschen Krebsgesellschaft (www.krebsgesellschaft.de) und dem Krebsinformationsdienst des Deutschen Krebsforschungszentrums (www.krebsinformationsdienst.de).

5.12 Polypharmazie

Der überwiegende Teil der älteren Menschen nimmt regelmäßig mehrere Medikamente am Tag ein. Wenngleich keine einheitliche Definition besteht, wird allgemein bei einer Verordnung von fünf oder mehr Medikamenten von Polypharmazie gesprochen. Dies ist beim älteren Menschen vor allem in dessen häufiger Multimorbidität begründet. Die Medikamenteneinnahme erfolgt meist über längere Zeiträume und oft sogar lebenslang. Hinzu kommen Medikamente, die privat bezahlt werden. Ein Unteraspekt der Polypharmazie stellt die Polypharmazie mit Psychopharmaka dar.

Problematische Nebenwirkungen der Medikamente bzw. deren Wechselwirkungen untereinander werden durch zahlreiche altersspezifische pharmakokinetische und -dynamische Faktoren verstärkt. Ein Grund hierfür sind zum Beispiel die schwächeren Gegenregulationsvorgänge aufgrund von erschöpften Reservekapazitäten (z. B. durch eine verminderte Leber- und Nierenfunktion).

Unerwünschte Arzneimittelwirkungen

Polypharmazie kann sowohl Ausdruck eines umfassenden Behandlungsansatzes, als auch einer Verordnung von nicht indizierten Medikamenten sein. Sogenannte Verordnungskaskaden, bei welchen unerwünschte Arzneimittelwirkungen als unabhängige neue Probleme verkannt und wiederum mit zusätzlichen Medikamenten (oft von verschiedenen Ärzten) behandelt werden, führen zu einer weiteren Verschärfung der Situation. Gleichzeitig ist davon auszugehen, dass ältere Menschen oft auch gleichzeitig unzureichend versorgt sind. Dieses „Paradoxon“ gilt aus Ausdruck der Komplexität der Pharmakotherapie beim geriatrischen Patienten. Erschwerend kommt hinzu, dass bislang kaum hochwertige größere Studien zur Wirksamkeit und Verträglichkeit von Pharmakotherapie bei älteren Menschen vorliegen. Auf der anderen Seite werden die verordneten Medikamente oft nicht oder nicht korrekt eingenommen. Dies trifft insbesondere auf Langzeitbehandlungen zu. Potenziell inadäquate Medikamente für ältere Menschen sind in der sogenannten PRISCUS-Liste aufgeführt (www.priscus.net).

Arzneimittelsicherheit

Bei der Arzneimitteltherapie ist eine gute Absprache zwischen Ärzten, dem Pflegebedürftigen (soweit ihm dies möglich ist), den Angehörigen und gegebenenfalls dem Pflegedienst notwendig. Der pflegende Angehörige sollte in der Psychotherapie dahingehend gestärkt werden, diese Rolle aktiv wahrzunehmen. Wichtige Punkte im Austausch und für eine bessere Arzneimittelsicherheit sind im nachfolgenden Kasten aufgeführt.

Wichtige bei der Arzneimittelversorgung zu beachtende Aspekte

- Vollständige Medikamentenliste inklusive der im Rahmen der Selbstmedikation eingenommenen Medikamente. Gegebenenfalls sollten alle Medikamente und Nahrungsergänzungsmittel zum Arztbesuch mitgenommen werden.
- Bisherige Schwierigkeiten bei der Medikamenteneinnahme (z. B. Compliance, Hilfebedarf).
- Verständliche Darstellung und Diskussion von Nutzen und möglichen Risiken der geplanten Medikation.
- Prüfung der Verordnung auf Praktikabilität (Umsetzbarkeit des Dosierungsschemas und der Darreichungsform, zusätzlicher Hilfebedarf bei der Einnahme, Kosten) und gegebenenfalls Vereinfachung.
- Sensibilisierung in Bezug auf unerwünschte mögliche Arzneimittelereignisse (z. B. Stürze, kognitive Verschlechterung, Blutdruckkrisen, Verwirrtheitszustände).
- Überprüfung der Wirksamkeit.
- Regelmäßige kritische Überprüfung der Indikation (insbesondere bei Psychopharmaka).

5.13 Rechtliche Fragen

Fahrerlaubnis

Bereits bei geringen kognitiven Beeinträchtigungen sind Menschen mit Demenz auf Grund ihrer eingeschränkten Konzentrations- und Reaktionsfähigkeit oft nicht mehr in der Lage, sicher Auto zu fahren. Deshalb sollten Angehörige schon beim Beginn der Erkrankung darauf achten, ob die Betroffenen noch vollständig fahrtauglich sind. Dies trifft in besonderem Maße auf Personen zu, die an einer frontotemporalen Demenz leiden und zu einem aggressiven und impulsiven Fahrstil neigen. Die Fahrtauglichkeit kann natürlich auch bei anderen Erkrankungen (z. B. bei Schlaganfall-Betroffenen) oder Einschränkungen des Sensoriums beeinträchtigt sein. Vielfach wird von den Betroffenen selbst wahrgenommen, dass ihnen das Autofahren schwerfällt und dass sie das Steuer besser anderen überlassen. Bei Personen ohne eine solche Einsicht fällt häufig den Angehörigen die unangenehme Aufgabe zu, sie vom Autofahren abzubringen. Manchmal hilft eine ärztliche Anweisung, das Verstecken des Autoschlüssels, das Abklemmen der Autobatterie, ein Fahrtest bei einer Fahrschule oder dem TÜV. Auch Ärzte haben in solchen Situationen im Interesse der öffentlichen Sicherheit das Recht, ihre Schweigepflicht zu brechen und die zuständige Behörde zu informieren. Wenn alle Versuche fehlschlagen, das Autofahren zu verhindern, sollten die Angehörigen zu ihrer eigenen Absicherung z. B. per Einschreiben die örtliche Zulassungsstelle über die Problematik informieren.

Betreuungsrecht Das Betreuungsrecht dient dem Schutz und der Unterstützung erwachsener Menschen, die aufgrund einer Erkrankung oder Behinderung ihre Angelegenheiten ganz oder teilweise nicht selbst regeln können und deshalb auf die unterstützende Hilfe anderer angewiesen sind.

Vorsorgevollmacht Mit der Vorsorgevollmacht wird bereits vor einem möglichen Verlust der Geschäfts- und/oder Einwilligungsunfähigkeit des Vollmachtgebers eine Vertrauensperson für bestimmte Bereiche (z. B. gesundheitliche Angelegenheiten) bevollmächtigt. Der Bevollmächtigte verschafft dann dem Willen des nicht mehr einwilligungsfähigen Vollmachtgebers Ausdruck und Geltung. Eine solche Vollmacht kann in der Regel auch noch von einer Person mit beginnender Demenz erteilt werden, sofern diese noch geschäftsfähig ist. Die Feststellung der Geschäftsfähigkeit kann durch den behandelnden Arzt bestätigt werden. Liegt keine Vorsorgevollmacht vor, wird beim Verlust der Einwilligungs- und Geschäftsfähigkeit vom Betreuungsgericht ein gesetzlicher Betreuer bestellt, der Entscheidungen stellvertretend für den Betroffenen trifft.

Betreuungsverfügung Eine Betreuungsverfügung ist eine für das Vormundschaftsgericht bestimmte Willensäußerung einer Person für den Fall der Anordnung einer Betreuung. Mit dieser Verfügung kann vorsorglich festgelegt werden, wer später einmal zu seinem gesetzlichen Betreuer bestimmt werden soll oder auch wie das Leben im Falle einer gesetzlichen Betreuung gestaltet werden soll (z. B. welches Pflegeheim, finanzielle Angelegenheiten). Das Gericht ist an diese Wahl gebunden, wenn sie dem Wohl der zu betreuenden Person nicht zuwiderläuft. Im Gegensatz zur Vorsorgevollmacht und der nachfolgend beschriebenen Patientenverfügung ist zum Verfassen der Betreuungsverfügung die Geschäftsfähigkeit nicht zwingend notwendig, da es sich bei dieser Verfügung nicht um eine Willenserklärung im juristischen Sinn handelt. Dennoch muss die betreffende Person noch in der Lage sein, ihren Willen zu äußern, was zum Beispiel Personen mit einer weit fortgeschrittenen Demenz nicht mehr möglich ist.

Eine Betreuungsverfügung kann auch mit einer Vorsorgevollmacht kombiniert werden. Dies empfiehlt sich dann, wenn die Vorsorgevollmacht bestimmte Geschäftsbesorgungen nicht abdecken soll oder Zweifel an der Wirksamkeit der Vollmacht bestehen.

Patientenverfügung Die Patientenverfügung ist eine schriftliche Vorausverfügung, in welcher Anweisungen für den Fall gegeben werden, dass man Entscheidungen bezüglich medizinischer Behandlungen nicht mehr selbst treffen kann. Sie betrifft insbesondere Maßnahmen, die der Arzt bei Eintritt eines lebensbedrohlichen Zustandes zu ergreifen oder zu unterlassen hat (z. B. lebensverlängernde Maßnahmen, Schmerzbehandlung). Eine wirksame Patientenverfügung kann nur im Zustand der Einwilligungsfähigkeit erstellt werden.

Vorsorgevollmacht, Betreuungs- und Patientenverfügungen können beim zentralen Vorsorgeregister der Bundesnotarkammer gegen eine geringe Gebühr eingetragen werden (www.vorsorgeregister.de), damit diese im Bedarfsfall durch das Betreuungsgericht schnell geprüft werden können. Ausführliche Informationen sowohl zum Betreuungsrecht mit entsprechenden Vordrucken bzw. Textbausteinen als auch zur Patientenverfügung sind über die Internetseite des Bundesministeriums für Justiz und Verbraucherschutz (www.bmjv.de) erhältlich.

Freiheitsentziehende Maßnahmen

Ein weiterer rechtlich oft sehr schwieriger Punkt betrifft freiheitsentziehende Maßnahmen (§ 1906 BGB). Diese umfassen im Pflegekontext alle Vorkehrungen, die die Bewegungsfreiheit eines Menschen einschränken (z. B. abgeschlossene Zimmer, Bettgitter, Fixier-Tische am Stuhl, Medikamente mit sedierender Wirkung). Solche Maßnahmen dürfen nur angewandt werden, wenn sie den Pflegebedürftigen vor erheblichen Gesundheitsgefahren schützt. Sie erfordern die Zustimmung des Bevollmächtigten oder gesetzlichen Betreuers und die Genehmigung des Vormundschaftsgerichts.

6 Weiterführende Literatur

6.1 Fachliteratur

Demenz

Stechl, E. & Beyreuther, K. (2012). *Praxishandbuch Demenz: Erkennen - verstehen - behandeln.* Frankfurt am Main: Mabuse.

Wilz, G., Adler, C. & Gunzelmann, T. (2001). *Gruppenarbeit mit Angehörigen von Demenzkranken. Ein therapeutischer Leitfaden.* Göttingen: Hogrefe.

Wilz, G., Schinköthe, D. & Kalytta, T. (2015). *Therapeutische Unterstützung für pflegende Angehörige von Menschen mit Demenz. Das Tele.TAnDem-Behandlungsprogramm.* Göttingen: Hogrefe.

Tumorerkrankungen

Heinrichs, N. & Zimmermann, T. (2008). *Bewältigung einer gynäkologischen Krebserkrankung in der Partnerschaft: ein psychoonkologisches Behandlungsprogramm für Paare.* Göttingen: Hogrefe.

Sterben und Tod

Haagen, M., Möller, B. & Bürgin, D. (2013). *Sterben und Tod im Familienleben: Beratung und Therapie von Angehörigen von Sterbenskranken* (Praxis der Paar- und Familientherapie, Bd. 7). Göttingen: Hogrefe.

Depression

Bischkopf, J. (2005). *Angehörigenberatung bei Depression* (Personenzentrierte Beratung und Therapie, Bd 3). München: Reinhardt.

6.2 Ratgeber für pflegende Angehörige

Pflege allgemein

Informationsbroschüren des Bundesministeriums für Gesundheit (www.bundesgesundheitsministerium.de)

Informationsbroschüren des Kuratorium Deutsche Altershilfe (www.kda.de)

Broschüren der Pflegekassen

Frey, C. (2017). *Pflegefall – was tun? Schritt für Schritt zur guten Pflege*. Düsseldorf: ZDF WISO, Verbraucherzentrale.

Demenz

Informationsbroschüren der Deutschen Alzheimer Gesellschaft (www.deutsche-alzheimer.de)

Buijssen, H. (2015). *Demenz und Alzheimer verstehen: Erleben – Hilfe – Pflege: Ein praktischer Ratgeber.* Weinheim: Beltz.

Baer, U., Frick-Baer, G. & Alandt, G. (2014). *Wenn alte Menschen aggressiv werden: Demenz und Gewalt – Rat für Pflegende und Angehörige*. Weinheim: Beltz.

Crawley, H. (2015). *Essen und Trinken bei Demenz* (Demenz-Service Heft 8). Köln: Kuratorium Deutsche Altershilfe.

Kurz, A. F., Freter, H.-J., Saxl, S. & Nickel, E. (2016). *Demenz. Das Wichtigste – Ein kompakter Ratgeber* (2. Auflage). Berlin: Meta Druck.

Wojnar, J. & Perrar, K. M. (2014). *Ernährung in der häuslichen Pflege Demenzkranker.* Berlin: Deutsche Alzheimer Gesellschaft e. V. Verfügbar unter: https://www.barmer.de/blob/8592/e0c095d2d09376b13c05ac0d44501709/data/ernaehrung-in-der-haeuslichen-pflege-demenzkranker-7265np.pdf

Tumorerkrankungen

Zimmermann, T. & Heinrichs, N. (2008). *Seite an Seite: eine gynäkologische Krebserkrankung in der Partnerschaft gemeinsam bewältigen; ein Ratgeber für Paare*. Göttingen: Hogrefe.

Schlaganfall und Schädel-Hirn-Traum

Informationsbroschüren der Stiftung Deutsche Schlaganfall-Hilfe (www.schlaganfall-hilfe.de) und der Hannelore Kohl Stiftung (www.hannelore-kohl-stiftung.de).

Luppen, A. & Stavemann, H. H. (2014). *Und plötzlich aus der Spur: Leben nach Schlaganfall, Schädel-Hirn-Trauma und anderen neurologischen Erkrankungen. Ein Ratgeber für Angehörige und Betroffene*. Weinheim: Beltz.

Patientenverfügung, Vorsorgevollmacht, Testament

Bittler, J., Schuldzinski, W. & Nordmann, H. (2017). *Das Vorsorge-Handbuch: Das Handbuch für Ihre persönlichen Daten, Verträge und Verfügungen.* Düsseldorf: ZDF WISO, Verbraucherzentrale.

Sterben und Tod

Trachsel, M. & Noyon, A. (2017). *Ratgeber Lebensende, Sterben und Tod: Informationen für Betroffene und Angehörige* (Ratgeber zur Reihe Fortschritte der Psychotherapie, Bd. 37). Göttingen: Hogrefe.

7 Literatur

Abel, E.K. (1986). Adult daughters and care for the elderly. *Feminist Studies, 12*, 479–497. http://doi.org/10.2307/3177908

Balducci, C., Mnich, E., McKee, K.J., Lamura, G., Beckmann, A., Krevers, B. et al. (2008). Negative impact and positive value in caregiving: Validation of the COPE index in a six-country sample of carers. *Gerontologist, 48*(3), 276–286. http://doi.org/10.1093/geront/48.3.276

Bauer, P. & Auer, A. (2008). *Aphasie im Alltag.* Thieme: Stuttgart.

Bayer-Feldmann, C. & Greifenhagen, A. (1995). Gruppenarbeit mit Angehörigen von Alzheimer-Kranken – Ein systemischer Ansatz. *Psychotherapie, Psychosomatik, Medizinische Psychologie, 45*, 1–7.

Bestmann, B., Wüstholz, E. & Verheyen, F. (2014). *Pflegen: Belastung und sozialer Zusammenhalt. Eine Befragung zur Situation von pflegenden Angehörigen.* Hamburg: Techniker Krankenkasse.

Bion, B.R. (1962). *A theory of thinking.* London: Routledge.

Bischkopf, J. (2005). *Angehörigenberatung bei Depression* (Personenzentrierte Beratung und Therapie, Bd. 3). München: Reinhardt.

Blieszner, R. & Shifflett, P.A. (1989). Affection, communication, and commitment in adult-child caregiving for parents with Alzheimer's disease. In J.A. Mancini (Ed.), *Aging parents and adult children* (pp. 231–242). Lexington, MA: Lexington Books.

Bödecker, F. (2015). *Paarkonflikte bei Demenz. Vom Finden einer neuen Balance zum Finden einer neuen Basis.* Weinheim: Beltz.

Boerner, K., Schulz, R. & Horowitz, A. (2004). Positive aspects of caregiving and adaptation to bereavement. *Psychology and Aging, 19*(4), 668–675. http://doi.org/10.1037/0882-7974.19.4.668

Bonillo, M., Heidenblut, S., Philipp-Metzen, E., Saxl, S., Schacke, C., Steinhusen, C. et al. (2013). *Gewalt in der familialen Pflege. Prävention, Früherkennung, Intervention. Ein Manual für die ambulante Pflege.* Stuttgart: Kohlhammer.

Brodaty, H. & Arasaratnam, C. (2012). Meta-analysis of nonpharmacological interventions for neuropsychiatric symptoms of dementia. *American Journal of Psychiatry, 169*, 946–953. http://doi.org/10.1176/appi.ajp.2012.11101529

Brouwer, W.B.F., van Exel, N.J.A., van Gorp, B. & Redekop, W.K. (2006). The CarerQol instrument: A new instrument to measure care-related quality of life of informal caregivers for use in economic evaluations. *Quality of Life Research, 15*(6), 1005–1021. http://doi.org/10.1007/s11136-005-5994-6

Cameron, J.I. & Gignac, M.A. (2008). "Timing It Right": A conceptual framework for addressing the support needs of family caregivers to stroke survivors from the hospital to the home. *Patient Education and Counseling, 70*, 305–314. http://doi.org/10.1016/j.pec.2007.10.020

Chi, N.C. & Demiris, G. (2015). A systematic review of telehealth tools and interventions to support family caregivers. *Journal of Telemedicine and Telecare, 21*(1), 37–44. http://doi.org/10.1177/1357633X14562734

Cooper, C., Balamurali, T.B.S. & Livingston, G. (2007). A systematic review of the prevalence and covariates of anxiety in caregivers of people with dementia. *International Psychogeriatrics, 19*, 175–195. http://doi.org/10.1017/S1041610206004297

Corbett, A., Stevens, J., Aarsland, D., Day, S., Moniz-Cook, E., Woods, R. et al. (2012). Systematic review of services providing information and/or advice to people with dementia and/or their caregivers. *International Journal of Geriatric Psychiatry, 27*(6), 628–636. http://doi.org/10.1002/gps.2762

Donovan, M.L. & Corcoran, M.A. (2010). Description of dementia caregiver uplifts and implications for occupational therapy. *American Journal of Occupational Therapy, 64*(4), 590–595. http://doi.org/10.5014/ajot.2010.09064

Edwards, H. & Chapman, H. (2004). Communication in family aged care dyads. Part 1: The influence of stereotypical role expectations. *Quality in Aging, 5*, 3–12. http://doi.org/10.1108/14717794200400008

Eifert, G.H. (2011). *Akzeptanz- und Commitment-Therapie (ACT)*. Göttingen: Hogrefe.

Eisdorfer, C., Czaja, S.J., Loewenstein, D.A., Rubert, M.P., Argüelles, S., Mitrani, V.B. & Szapocznik, J. (2003). The effect of a family therapy and technology-based intervention on caregiver depression. *Gerontologist, 43*(4), 521–531. http://doi.org/10.1093/geront/43.4.521

Engel, S. (2011). *Alzheimer und Demenzen – Unterstützung für Angehörige*. Stuttgart: TRIAS.

Feil, N. (2010). *Validation in Anwendung und Beispielen. Der Umgang mit verwirrten alten Menschen*. München: Reinhardt.

Folkman, S. (2008). The case for positive emotions in the stress process. *Anxiety, Stress, and Coping, 21*(1), 3–14. http://doi.org/10.1080/10615800701740457

Forstmeier, S. (2015). Beginnende Alzheimer-Demenz. In A. Maercker (Hrsg.), *Alterspsychotherapie und klinische Gerontopsychologie* (S. 231–256). Berlin: Springer.

Gallagher-Thompson, D. & Coon, D.W. (2007). Evidence-based psychological treatments for distress in family caregivers of older adults. *Psychology and Aging, 22*(1), 37–51. http://doi.org/10.1037/0882-7974.22.1.37

GKV-Spitzenverband. (2018). *Problemlösen in der Pflegeberatung – ein Ansatz zur Stärkung der Pflegeberatung nach § 7a SGB XI* (Bd. 14). Hürth: CW Haarfeld.

Görgen, T., Herbst, S., Kotlenga, S., Nägele, B. & Rabold, S. (2012). *Kriminalitäts- und Gewalterfahrungen im Leben älterer Menschen. Zusammenfassung wesentlicher Ergebnisse einer Studie zu Gefährdungen älterer und pflegebedürftiger Menschen*. Berlin: Bundesministerium für Familie, Senioren, Frauen und Jugend. Verfügbar unter: https://www.bmfsfj.de/

bmfsfj/service/publikationen/-kriminalitaets--und-gewalterfahrungen-im-leben-aelterer-menschen-/77494

Gräßel, E. & Leutbecher, M. (2001). *Häusliche-Pflege-Skala (HPS). Zur Erfassung der Belastung bei betreuenden oder pflegenden Personen* (2. Auflage). Ebersberg: Vless.

Haberstroh, J. & Pantel, J. (2011). *Kommunikation bei Demenz. TANDEM Trainingsmanual.* Berlin: Springer.

Hadjistavropoulus, T. & Hadjistavropoulus, H.D. (2008). *Pain managment for older adults: A self-help guide.* Seattle: IASP Press.

Hautzinger, M. (2016). *Depression im Alter.* Weinheim, Basel: Beltz.

Hautzinger, M., Bailer, M., Hofmeister, D. & Keller, F. (2012). Allgemeine Depressionsskala (ADS). *Psychiatrische Praxis, 39*(06), 302–304. http://doi.org/10.1055/s-0032-1326702

Heidenblut, S., Schacke, C. & Zank, S. (2013). Früherkennung und Prävention von Misshandlung und Vernachlässigung in der familialen Pflege: Die Entwicklung des PURFAM-Assessments. *Zeitschrift für Gerontologie und Geriatrie, 46*(5), 431–440. http://doi.org/10.1007/s00391-012-0402-7

Heinrichs, N. & Zimmermann, T. (2008). *Bewältigung einer gynäkologischen Krebserkrankung in der Partnerschaft: Ein psychoonkologisches Behandlungsprogramm für Paare.* Göttingen: Hogrefe.

Heinrichs, N., Zimmermann, T., Huber, B., Herschbach, P., Russell, D.W. & Baucom, D.H. (2012). Cancer distress reduction with a couple-based skills training: A randomized controlled trial. *Annals of Behavioral Medicine, 43* (2), 239–252. https://doi.org/10.1007/s12160-011-9314-9

Herrmann-Lingen, C., Buss, U. & Snaith, R.P. (2011). *HADS-D. Hospital Anxiety and Depression Scale – Deutsche Version. Manual.* Bern: Huber.

Hiller, W. (2015). Somatoforme Störungen und Schmerzstörung. In A. Maercker (Hrsg.), *Alterpsychotherapie und klinische Gerontopsychologie* (S. 207–227). Heidelberg: Springer.

Hirsch, R.D. (2005). Prävention statt Gewalt – Überforderung von Angehörigen verringern. In H.J. Kerner & E. Marks (Hrsg.), *Internetdokumentation Deutscher Präventionstag. Hannover.* Verfügbar unter: http://www.praeventionstag.de/html/GetDokumentation.cms?XID=111

Höwler, E. (2008). *Herausforderndes Verhalten bei Menschen mit Demenz: Erleben und Strategien Pflegender.* Stuttgart: Kohlhammer.

James, I.A. (2013). *Herausforderndes Verhalten bei Menschen mit Demenz. Einschätzen, verstehen und behandeln.* Bern: Huber.

Kaluza, G. (2011). *Stressbewaltigung: Trainingsmanual zur psychologischen Gesundheitsforderung.* Berlin: Springer. http://doi.org/10.1007/978-3-642-13720-4

Kalytta, T. & Wilz, G. (2016). Prospektive Beobachtungsstudie zur Evaluation angeleiteter Gruppen für pflegende Angehörige von Menschen mit Demenz. *Pflegezeitschrift: Fachzeitschrift für stationäre und ambulante Pflege, 69*(5), 295.

Kaiser, M.J., Bauer, J.M., Ramsch, C., Uter, W., Guigoz, Y., Cederholm, T. et al. (2009). Validation of the Mini Nutritional Assessment short-form (MNA-SF): a practical tool for identification of nutritional status. *The Journal of Nutrition, Health & Aging, 13* (9), 782–788.

Klie, T. (2009). *Rechtskunde. Das Recht der Pflege alter Menschen. Lehrbuch Altenpflege.* Hannover: Vincentz Network.

Knipping, C. (2006). *Lehrbuch Palliative Care.* Bern: Huber.

Kurz, A.F., Freter, H.-J., Saxl, S. & Nickel, E. (2016). *Dement. Das Wichtigste. Ein kompakter Ratgeber* (2. Auflage). Berlin: Meta Druck. https://www.deutsche-alzheimer.de/

fileadmin/alz/broschueren/das_wichtigste_ueber_alzheimer_und_demenzen.pdf (Stand 03.01.2019).

Kurz, A. & Wilz, G. (2011). Die Belastung pflegender Angehöriger bei Demenz. Entstehungsbedingungen und Interventionsmöglichkeiten. *Der Nervenarzt, 82*(3), 336–342. http://doi.org/10.1007/s00115-010-3108-3

Lammers, C.H. (2011). *Emotionsbezogene Psychotherapie: Grundlagen, Strategien und Techniken* (2. Auflage). Stuttgart: Schattauer.

Linehan, M.M. (2014). *DBT Skills Training Manual* (2. Auflage). New York: Guilford Press.

Losada, A., Marquez-Gonzalez, M., Knight, B.G., Yanguas, J., Sayegh, P. & Romero-Moreno, R. (2010). Psychosocial factors and caregivers' distress: Effects of familism and dysfunctional thoughts. *Aging & Mental Health, 14*(2), 193–202. http://doi.org/10.1080/13607860903167838

Losada, A., Márquez-González, M., Romero-Moreno, R., Mausbach, B.T., Lopez, J. & Fernández-Fernández, V. (2015). Cognitive Behavioral Therapy (CBT) versus Acceptance and Commitment Therapy (ACT) for dementia family caregivers with significant depressive symptoms: Results of a randomized clinical trial. *Journal of Consulting and Clinical Psychology, 83*, 760–772. http://doi.org/10.1037/ccp0000028

Márquez-González, M., Romero-Moreno, R. & Losada, A. (2010). Caregiving issues in a therapeutic context: New insights from the Acceptance and Commitment Therapy approach. In N. Pachana, K. Laidlaw & B. Knight (Eds.), *Casebook of clinical geropsychology* (pp. 33–53). Oxford: Oxford University Press. http://doi.org/10.1093/med/9780199583553.003.0003

Marwit, S.J., Chibnall, J.T., Dougherty, R., Jenkins, C. & Shawgo, J. (2008). Assessing predeath grief in cancer caregivers using the Marwit-Meuser Caregiver Grief Inventory (MM-CGI). *Psycho-oncology, 17*, 300–303. http://doi.org/10.1002/pon.1218

Matolycz, E. (2016). Alt ist nicht gleich Breikost – Essen und Trinken. In E. Matolycz (Hrsg.), *Pflege von alten Menschen* (S. 149–166). Berlin: Springer.

Meibert, P., Michalak, J. & Heidenreich, T. (2010). Achtsamkeit in kognitiv-behavioralen Therapien. *Psychotherapie, 15*(1), 98–114.

Meichsner, F., Schinköthe, D. & Wilz, G. (2016a). The Caregiver Grief Scale: Development, exploratory and confirmatory factor analysis, and validation. *Clinical Gerontologist, 39*(4), 342–361. http://doi.org/10.1080/07317115.2015.1121947

Meichsner, F., Schinköthe, D. & Wilz, G. (2016b). Managing loss and change: Grief interventions for dementia caregivers in a CBT-based trial. *American Journals of Alzheimer's Disease and Other Dementias, 31*(3), 231–240. http://doi.org/10.1177/1533317515602085

Meichsner, T., Theurer, C. & Wilz, G. (2018). Acceptance and treatment effects of an internet delivered cognitive-behavioral intervention for family caregivers of people with dementia: A randomized-controlled trial. *Journal of Clinical Psychology*, 1–20. https://doi.org/10.1002/jclp.22739

Michalak, J., Heidenreich, T. & Williams, J.M.G. (2012). *Achtsamkeit*. Göttingen: Hogrefe.

Mittelman, M., Epstein, C. & Pierzchala, A. (2003). *Counseling the Alzheimer's caregiver: A resource for health care professionals*. Chicago, IL: Amer Medical Association Press.

Mittelman, M.S., Roth, D.L., Coon, D.W. & Haley, W.E. (2004). Sustained benefit of supportive intervention for depressive symptoms in caregivers of patients with Alzheimer's disease. *American Journal of Psychiatry, 161*, 850–856. http://doi.org/10.1176/appi.ajp.161.5.850

Pearlin, L.I., Mullan, J.T., Semple, S.J. & Skaff, M.M. (1990). Caregiving and the stress process: an overview of concepts and their measures. *Gerontologist, 30*, 583–594. http://doi.org/10.1093/geront/30.5.583

Perrig-Chiello, P. & Höpflinger, F. (2012). *Pflegende Angehörige älterer Menschen.* Bern: Huber.

Pfeiffer, K., Beische, D., Hautzinger, M., Berry, J.W., Wengert, J., Hoffrichter, R. et al. (2014). Telephone-based problem-solving intervention for family caregivers of stroke survivors: A randomized controlled trial. *Journal of Consulting and Clinical Psychology, 82*(4), 628–643. http://doi.org/10.1037/a0036987

Pinquart, M. & Sörensen, S. (2003). Associations of stressors and uplifts of caregiving with caregiver burden and depressive mood: A meta-analysis. *Journals of Gerontology Series B-Psychological Sciences and Social Sciences, 58* (2), 112–128.

Pinquart, M. & Sörensen, S. (2006). Helping caregivers of persons with dementia: Which interventions work and how large are their effects? *International Psychogeriatrics, 18*(4), 577–595. http://doi.org/10.1017/S1041610206003462

Pot, A.M., van Dyck, R., Jonker, C. & Deeg, D.J.H. (1996). Verbal and physical aggression against demented elderly by informal caregivers in the Netherlands. *Social Psychiatry and Psychiatric Epidemiology, 31*, 156–162. http://doi.org/10.1007/BF00785762

Pullwitt, E, & Winnecken, A. (2012). *Aphasie – wenn Sprache zerbricht: Die Betroffenheit der Mitbetroffenen.* Idstein: Schulz-Kirchner.

Reddemann, L. & Dehner-Rau, C. (2008). *Trauma: Folgen erkennen, überwinden und an ihnen wachsen. Ein Übungsbuch für Körper und Seele.* Stuttgart: Thieme.

Rosner, R., Pfoh, G., Rojas, R., Brandstätter, M., Rossi, R., Lumbeck, G. et al. (2015). *Anhaltende Trauerstörung. Manuale für die Einzel- und Gruppentherapie.* Göttingen: Hogrefe.

Rothgang, H., Kalwitzki, T., Runte, R. & Unger, R. (2015). *BARMER GEK Pflegereport 2015* (Vol. 36). Siegburg: Asgard-Verlagsservice. Verfügbar unter https://www.barmer.de/presse/infothek/studien-und-reports/pflegereport/report-2015-39004

Rothgang, H. & Müller, R. (2018). *BARMER GEK Pflegereport 2018.* Siegburg: Asgard-Verlagsservice. Verfügbar unter https://www.barmer.de/blob/170372/9186b971babc3f80267fc329d65f8e5e/data/dl-pflegereport-komplett.pdf

Sachse, R. (2006). *Therapeutische Beziehungsgestaltung.* Göttingen: Hogrefe.

Schenk, L. (2014). *Pflegesituation von türkeistämmigen Migranten und Migrantinnen in Berlin.* Berlin: Zentrum für Qualität in der Pflege.

Schmidt, M. & Schneekloth, U. (2011). *Abschlussbericht zur Studie „Wirkungen des Pflege-Weiterentwicklungsgesetzes".* Berlin: Bundesministerium für Gesundheit. Verfügbar unter http://paritaet-alsopfleg.de/index.php/pflegerische-versorgung/arbeitshilfen/1691-bmg-abschlussbericht-zur-studie-qwirkungen-des-pflege-weiterentwicklungsgesetz-esq-von-tns-infratest

Schmidt, R. (2005). Geteilte Verantwortung: Angehörigenarbeit in der vollstationären Pflege und Begleitung von Menschen mit Demenz. In U. Otto & P. Bauer (Hrsg.), *Mit Netzwerken professionell zusammenarbeiten* (S. 575–616). Tübingen: dgvt Verlag.

Schulz, R. & Beach, S.R. (1999). Caregiving as a risk factor for mortality: The caregiver health effects study. *Journal of the American Medical Association (JAMA), 282*(23), 2215–2219. http://doi.org/10.1001/jama.282.23.2215

Selwood, A., Johnston, K., Katona, C., Lyketsos, C. & Livingston, G. (2007). Systematic review of the effect of psychological interventions on family caregivers of people with dementia. *Journal of Affective Disorders, 101*(1–3), 75–89. http://doi.org/10.1016/j.jad.2006.10.025

Shonsey, M. (1994). Eldercare support bits its stride in '90s. *Employee Benefit Plan Review, 49*(9), 48–49.

Sonntag, R. (2004). *Akzeptanz und Commitment Therapie. Ein erlebnisorientierter Ansatz zur Verhaltensänderung.* München: CIP-Medien.

Spiegelhalder, K., Backhaus, J. & Riemann, D. (2011). *Schlafstörungen* (Fortschritte der Psychotherapie, Bd 7, 2., überarb. Aufl.). Göttingen: Hogrefe.

Steinhusen, C., Bonillo, M., Schacke, C., Zank, S., Wilhelm, I., Philipp-Metzen, E. (2013). *Gewalt in der familialen Pflege: Prävention, Früherkennung, Intervention. Ein Manual für die ambulante Pflege*. Stuttgart: Kohlhammer.

Stokes, G. (2010). From psychological interventions to a psychology of dementia. In J.C. Hughes, M. Llyod-Williams & G.A. Sachs (Eds.), *Supportive care for the person with dementia* (pp. 159–169). New York: Oxford University Press.

Tremont, G., Davis, J.D., Papandonatos, G.D., Ott, B.R., Fortinsky, R.H., Gozalo, P. (2015). Psychosocial telephone intervention for dementia caregivers: A randomized, controlled trial. *Alzheimer's & Dementia, 11*(5), 541–548. http://doi.org/10.1016/j.jalz.2014.05.1752

Tuithof, M., ten Have, M., van Dorsselaer, S. & de Graaf, R. (2015). Emotional disorders among informal caregivers in the general population: Target groups for prevention. *BMC Psychiatry, 15*(23). http://doi.org/10.1186/s12888-015-0406-0

Wilz, G., Adler, C. & Gunzelmann, T. (2001). *Gruppenarbeit bei pflegenden Angehörigen von Demenzkranken. Ein therapeutischer Leitfaden* (Therapeutische Praxis, Bd. 11). Göttingen: Hogrefe.

Wilz, G. & Böhm, B. (2007). Interventionskonzepte für Angehörige von Schlaganfallpatienten: Bedarf und Effektivität. *Psychotherapie, Psychosomatik, Medizinische Psychologie, 57*, 1–19. http://doi.org/10.1055/s-2006-951847

Wilz, G., Meichsner, F. & Soellner, R. (2016). Are psychotherapeutic intervention effects sustainable? Two-year long term effects of a cognitive behavioral intervention by telephone for caregivers of people with dementia. *Aging and Mental Health, 8*, 1–8.

Wilz, G., Reiter, C. & Risch, A.K. (2017). Akzeptanz und Commitment Therapie im Alter: Therapeutisches Vorgehen und klinische Erfahrungen. *Psychotherapie im Alter, 1*, 83–95.

Wilz, G., Schinköthe, D. & Kalytta, T. (2015). *Therapeutische Unterstützung für pflegende Angehörige von Menschen mit Demenz. Das Tele.TAnDem-Behandlungsprogramm*. Göttingen: Hogrefe.

Wilz, G. & Soellner, R. (2016). Evaluation of a short-term telephone-based cognitive behavioral intervention for dementia family caregivers. *Clinical Gerontologist, 39*(1), 25–47. http://doi.org/10.1080/07317115.2015.1101631

Wilz, G., Reder, M., Meichsner, F. & Soellner, R. (2018). The Tele.TAnDem intervention: Telephone-based CBT for family caregivers of people with dementia. *Gerontologist, 58*(2), e118–e129. http://doi.org/10.1093/geront/gnx183

Wilz, G., Weise, L., Reiter, C., Reder, M., Machmer, A. & Soellner, R. (2018). Intervention helps family caregivers of people with dementia attain own therapy goals. *American Journal of Alzheimer's Disease & Other Dementias, 33*(5), 1–8. http://doi.org/10.1177/1533317518769475

Woods, R.T. (2015). Psychologische Therapie bei fortgeschrittener Demenz. In A. Maercker (Hrsg.), *Alterspsychotherapie und klinische Gerontopsychologie* (S. 337–346). Berlin: Springer.

Worden, J.W. (2010). *Beratung und Therapie in Trauerfällen. Ein Handbuch*. Bern: Huber.

World Health Organization (WHO) (2008). *A global response to elder abuse and neglect: building primary health care capacity to deal with the problem worldwide. Main report*. Genf: WHO.

Zank, S., Schacke, C. & Leipold, B. (2006). Berliner Inventar zur Angehörigenbelastung – Demenz (BIZA-D). *Zeitschrift für Klinische Psychologie und Psychotherapie, 35*, 296–305. http://doi.org/10.1026/1616-3443.35.4.296

Ziegler, F. (2000). *Familienpflege und Familiensolidarität. Über den Umgang erwachsener Kinder mit der Pflegebedürftigkeit ihrer Eltern.* Unveröffentlichte Dissertation, Universität Konstanz. Verfübar unter https://kops.uni-konstanz.de/bitstream/handle/123456789/11550/diss.pdf?sequence=1

Znoj, H. (2016). *Komplizierte Trauer* (Fortschritte der Psychotherapie, Bd. 23, 2. Aufl.). Göttingen: Hogrefe. http://doi.org/10.1026/02720-000

Fragen zur Exploration der Pflegesituation

- Erzählen Sie mir von einem ganz typischen Tag (ggf. inklusive Nacht) in Ihrem derzeitigen Leben. Wie sieht dieser aus?
- Können Sie mir kurz beschreiben, aufgrund welcher Einschränkungen Ihr Angehöriger/Ihre Angehörige Hilfe benötigt?
- Welche Art der Hilfe leisten Sie gegenüber Ihrem/Ihrer Angehörigen?
- Wie sieht Ihre Hilfe/Pflege konkret im Alltag aus?
- Wie viel Zeit haben Sie in der letzten Woche durchschnittlich für die Hilfe/Pflege Ihres/Ihrer Angehörigen am Tag/in der Nacht aufgewendet?
- Wie lange können Sie Ihre Angehörige/Ihren Angehörigen maximal ohne Beaufsichtigung in der Wohnung allein lassen?
- Wie lange pflegen Sie Ihre Angehörige/Ihren Angehörigen bereits?
- Wie kam es dazu, dass Sie die Pflege übernommen haben?
- Was belastet Sie an der Pflegesituation am meisten?
- Ggf. konkreter nachfragen:
  - Schlafstörungen (Einschlafen, Durchschlafen, frühes Aufwachen) und Schlafqualität
  - Gab es im letzten Monat Situationen, in denen Sie auf Ihre Angehörige/Ihren Angehörigen gereizt oder aggressiv reagiert haben?
  - Gibt es Verhaltensweisen Ihres/Ihrer Angehörigen, mit denen Sie nur schwer zurechtkommen?
  - Beschäftigen Sie sich (auch außerhalb der Zeit, die Sie mit Ihrem/Ihrer Angehörigen verbringen) gedanklich viel mit dem Leiden Ihrer/Ihres Angehörigen?
  - Haben Sie manchmal Schuldgefühle wegen Dingen, die Sie gegenüber Ihrem Angehörigen/Ihrer Angehörigen getan oder auch nicht getan haben?
  - Machen Sie sich oft Sorgen, dass Sie die Pflege nicht mehr schaffen könnten oder alles noch viel schlimmer werden könnte?

- Hat sich Ihre Gesundheit und Lebensqualität, seitdem Sie Ihre Angehörige/Ihren Angehörigen pflegen verändert?
- Haben Sie sich in letzter Zeit manchmal energielos oder niedergeschlagen gefühlt?
  - Stellen Sie sich bitte eine normale Woche vor: Was tun Sie für sich, um sich zu entlasten?
  - Wie schöpfen Sie neue Kraft?
- Auch eine belastende Situation kann verschiedene Seiten haben: Welche positiven Erfahrungen haben Sie vielleicht auch bei der Pflege Ihrer/Ihres Angehörigen gemacht?
  - Sind Sie zufrieden mit Ihrer Betreuung/Pflege?
  - Was denken Sie, gelingt Ihnen besonders gut in der Betreuung/Pflege?
  - Wird die von Ihnen geleistete Pflege von Ihrem/Ihrer Angehörigen oder auch Ihrer Familie wertgeschätzt?
  - Gibt es Dinge oder Aktivitäten, die Sie mit Ihrem/Ihrer Angehörigen gerne gemeinsam tun?
  - Was mögen sie an Ihrem/Ihrer Angehörigen?

Fragen zur Exploration der sozialen und professionellen Unterstützung

- Die Betreuung/Pflege kostet viel Kraft. Wer unterstützt Sie dabei regelmäßig (privat/professionell)?
- Wie hilft sie/er Ihnen?
- Was übernimmt sie/er für Sie?
- Sind Sie mit der erhaltenen Unterstützung zufrieden (z.B. Umfang, Zuverlässigkeit, Qualität)?
- Sie leisten sehr viel. Wenn Sie einmal punktuell Unterstützung brauchen (z.B. wenn Sie krank sind, selbst etwas unternehmen möchten): Können Sie diese organisieren? Wer gibt Ihnen diese?
- Was wünschen Sie sich in Ihrer Situation an Unterstützung?
- Stellen Sie sich vor, es gäbe das perfekte Entlastungsangebot für Sie: Wie würde dieses aussehen?
- Ggf. vertiefend:
  - Welche Vorteile hat es, dass Ihre Angehörige/Ihr Angehöriger nur von Ihnen betreut wird?
  - Welche negativen Konsequenzen hat es, dass Sie Ihre Angehörige/Ihren Angehörigen allein pflegen?
  - Was spricht dafür, ein Hilfsangebot in Anspruch zu nehmen?
  - Welche ungünstigen bzw. negativen Konsequenzen hätte es, eine Hilfe in Anspruch zu nehmen?
- Haben Sie sich bereits durch die Pflegekasse/Krankenkasse Ihres/Ihrer Angehörigen oder eine andere Beratungsstelle über Unterstützungsmöglichkeiten und mögliche Ansprüche Ihrerseits (Pflegezeit und Rentenanspruch bei berufstätigen Pflegenden) beraten lassen?

Fragen zur Exploration von Werten und persönlichen Bedürfnissen

- Welche Bereiche Ihres Lebens geben Ihnen Kraft?
- Was waren früher (z.B. vor der Erkrankung Ihres Angehörigen) wichtige Bereiche Ihres Lebens?
- Welche Gemeinsamkeiten, Interessen und Aktivitäten hatten Sie früher (z.B. vor der Erkrankung Ihres Angehörigen) mit Ihrem/Ihrer Angehörigen, die Ihnen beiden wichtig und wertvoll waren?
- Gibt es etwas, was Ihnen am Herzen liegt, aber wofür Ihnen jetzt oft die Zeit fehlt?
- Ich pflege meinen Angehörigen, weil ... (z.B. aus Dankbarkeit für alles, was sie/er für mich getan hat).[1]
- Folgende Dinge sind mir wertvoll und wichtig: ... (z.B. meine Gesundheit).[1]
- Was tue ich dafür? ... (z.B. einmal in der Woche schwimmen gehen).[1]
- Was erlaube ich mir zu tun, zu denken, zu fühlen? ... (z.B. um Hilfe bitten, manchmal wütend zu sein, ohne mich schuldig zu fühlen).[1]
- Auf diesem Weg möchte ich auf folgende persönliche Schwächen oder Dinge achten: ... (z.B. Anerkennen, dass ich nicht die „Superpflegende“ sein muss und mich auch um mich selbst kümmern darf und möchte).[1]

Anmerkung: [1] aus Márquez-Gonzáles et al. (2010)